あなたの知らない「家族」

遺された者の口からこぼれ落ちる13の物語

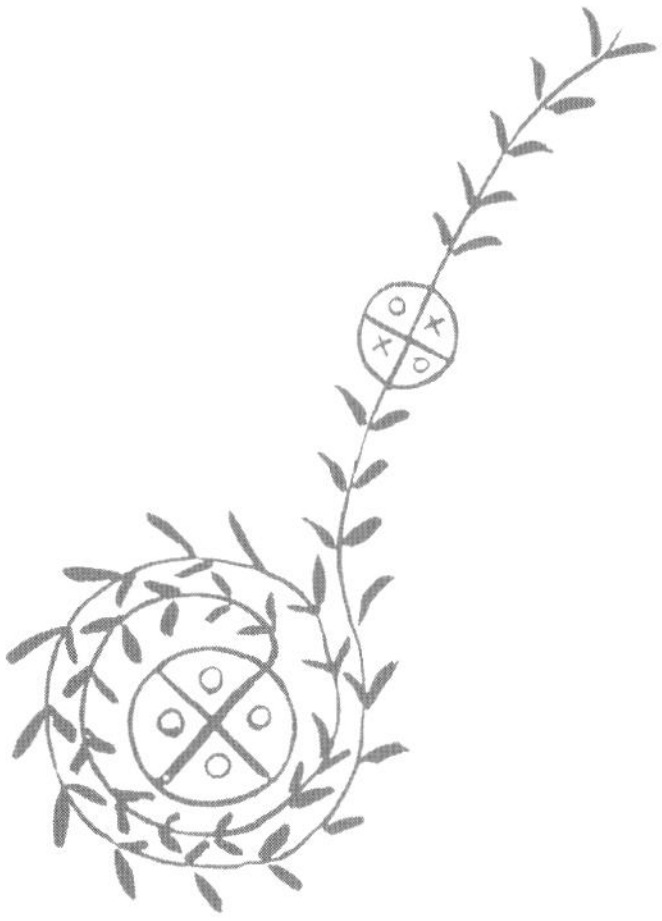

シリーズ ケアをひらく

柳原清子

医学書院

はしがき

がんで家族の一員を亡くした人々の像――「家族の肖像」が、この本の原題であった。

私が、がんターミナル期にある人とその家族に、看護者としてかかわるようになったのは、もう二十数年も前になる。外科病棟から内科病棟へ。そこには、がんを病む多くの人たちがいた。その病床の人たちに、どのような思いでこの日々をすごされていますか、家族の方々はどうしていますか、と私は語りかけたいと思った。だがそうしたことにふれることは「立ち入ったこと」であり、「出すぎたこと」として戒められた。当時の病棟には、病状については詳細に観察し記録しても、それ以外の家族や生活のことには踏み込んではいけないという不文律が横たわっていたからである。

十年近くを経て、開設されたばかりの訪問看護部門に移った。在宅は、暮らしと家族関係の綾が複雑に絡みあう場である。絡みあうというより「縺《もつ》れあう」という表現がぴったりかもしれない。そこでは、単純な「疾病」というものはなく人は「病い」をかかえるのである、ということを意識させられた。

次が外来勤務だった。外来には、医師の診断と治療を求める、という明確な目的をもった人々が押し寄せてきていた。看護者は人々を順序よく公平にその診療システムにのせる整列係のようで、ちょうどファストフードの店員のごとく処方箋を渡し、検査を説明し、おなじことばを朝から晩までくりかえしていた。患者とよばれるその人たちについて知ることはむずかしく、担当医の専門でだいたいの病名と、立ち振る舞いから病状を推測するだけだった。カルテには、医師のなぐり書きに近い英語のスペルがあった。

こんななかでも半年もたてば、がんの再発を告げられて呆然としつつも、再入院を前に「子どものランドセルを買いにいかなくちゃあ」と叫ぶように外来を飛び出していく母親の姿などが目の端にとまるようになっていた。そのような人の姿が気になりつつも、ひとりに注目することは〝公平性〟の前ではタブーであり、全体の迅速さの前に個別の会話は不可能のように思われた。私の白衣のポケットにはいつもたくさんのボールペンが差し込まれていたが、そのインクはすぐになくなった。それらは伝票等を書くためのものであり、外来勤務の五年あまり、患者とよばれるその人たちの姿や訴えを、公的な記録用紙に記述したことは、ただの一行もない。

いつのまにか私は、「看護」ということばを口にはしなくなった。かのむかしに熱っぽく語り合った「人間」とか「生きる」ということば。青くさく一途な日々のなかで、疲れると図書館に逃げ込んだ。あのひたむきな感覚と静寂さをもう一度とりもどしたい、と私は思った。

数年後、私は「がんターミナル期の家族」というテーマをもって、家族福祉の研究会に参加した。調査をくりかえし、データをまとめた。それらを研究会で熱心に説明した。だが参加メンバーは首をかしげ、押し黙ってしまうばかりだった。とどめをさすように指導教授が言った。

「その研究ではわからないし、人に伝わらない」と。

こんなに自明な「家族の困難性」がわからないとはどういうことなのか。私は混乱した。その落胆ぶりがあまりにひどかったのだろう、仲間のひとりがなぐさめるようにボソリとつぶやいた。

「一度、写真にとるように、家族の語ったことばで、家族の姿をえがいてみたらいいんじゃあないか」

私の脳裏にユージン・スミスが撮った「水俣の母娘」の写真が思い浮かんだ。家族の姿を文章でえがきだす？ そうか！ 「家族の肖像」を、語りを紡《つむ》いでえがけばいいんだ。

こうして、私の家族の肖像を求めての旅は、はじまった。問いかけることばはふたつだけ。

「あのとき、あなたの家族に何が起きていたのですか」「そのとき、あなたは……」

あなたの知らない「家族」——遺された者の口からこぼれ落ちる13の物語　目次

本文版画……小林孝子

I

幼い子をなくして

しゃぼん玉

森さんは遠くの街から、飛行機でやってきた。「がんの子供を守る会」の事務所は、あいかわらず電話がひっきりなしで喧噪の雰囲気なのだけれど、その声を遠くに聞きながら、私たちはケーキとお茶を前にのんびりと語り合った。

冬の夕暮れは早くて、まだ午後も半ばという時間なのに、窓の外には、ほのかな夕暮れのたたずまいが忍び寄ってくる。こんな風景は少し寂しいな、と思いながら話がはじまった。

森さんは次男〝しげちゃん〟を亡くしてもう数年が経っている。しげちゃんは、一歳二か月で足の骨折をきっかけに神経芽腫が発見され、それから一年あまり、二回の手術もふくめたさまざまな治療のなかで一度も退院できずに亡くなった。

「しげちゃんが逝ったのが四月なんですよ、入学式のころでね。その年は北の街も桜が早かったんです。あのとき桜が満開で、そして花が散りました。以来、桜の風景はつらくて見られないんですよ。とりわけ、うちの子と同じ年齢の子が小学校の入学式を迎えた年などは、もうつらくてつらくて、街中を下ばかり向いて歩いていました」と森さんは言う。

しげおの発病が一歳すぎでした。ことばが少し遅い感じだったのだけれど、それでもだんだん病院のなかで覚えてきて、「てんてき」なんていうのが初めのことばなんですよ。覚えなくてよいようなことを覚えたり、アンパンマンのビデオを見ながら、ビデオが終わると「あーちゃん、ビデオおわった」とか言ってしゃべりだしたのです。一日一日、日本語になってくるんですよ。

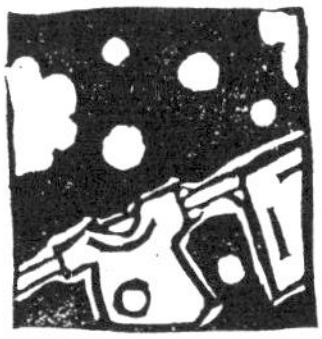

膝が痛くなってくるとお母さんじゃ駄目ということがわかっていて、上にあるブザーを押して、「かんごふしゃんよぶ。せんせいよぶ」と言って、自分で押していました。痛いときはお母さんじゃなくて先生じゃあなくちゃ駄目って、知恵をつけていっていましたね。せつない知恵なのですが……。

後半は（腸閉塞で）便が出ず、見ていられないような苦しみでした。人工肛門の手術を受けようにも手術は順番待ちで、けっきょく、他の病院に転院して受けました。お腹はがんでいっぱいで、何もできず、ただ蓋をしてしまったという感じです。人工肛門もつくったけれど役に立たなかったみたいです。あとから、開けるだけの手術ならしなければよかったかなと思ったのですけど、どっちを選んでも後悔だと思うんです。最善をつくそうと選んだことだから、おたがいに後悔しちゃいけないし、子どもにも申しわけないから、なおさら後悔すまいと思いました。それでもやっぱりかわいそうだったなっていう気持ちはあるんです。

「手術がダメだった」と言われて、もう亡くなるのを待つしかないんだなと、なんとなくわかってきました。こんな（ICUの）機械ばかりのなかで、だれも知らない病院で亡くなるのはいやだと思い、「せめて最後は元の病院の小児病棟に戻りたい」と強く希望したのです。そうしたら、それが叶いました。

戻った小児病棟の先生が「お母さんごめんね、これでもうなんの治療法もなくなってしまったけれど、痛くないようにだけはしていくからね」と言われて、そのことばで救われた思いでした。しげおが逝ったのはそれから二週間後のことです。

亡くなったのはものすごく悲しかったけれど、とにかく楽になったんだとあまり泣けなかった。家に連れてかえって、北枕で寝かせて「しげちゃん、いっしょに寝よう」と添い寝したんです。私の右隣りにお兄ちゃんがぴったりとくっついて、左隣りはしげちゃんで、その横に主人がいて、四人でいっしょに寝たの。寝顔を見ながら、安らかな顔に戻っていくことが実感できて、ああ、家に帰ってこれたんだ、と思いました。変な話なのですが、その夜、四人で添い寝して朝までぐっすり眠れたのです。

私の第一日はこのようにはじまりました。

母親と父親の立場

闘病中の母親って必死ですよね。私つくづく感じたんだけど「父親は感情の部分はわからない。

当事者じゃあない」って思ったんです。理性ではない根本のところの感情がわからないんです。最後の人工肛門をつくるためだけの対処手術も主人と相談して決めたのですが、でも主人はずっと見ているわけではないから、ほんとうにその苦しい状況というのはわからないですよね。だから最終決定は私にあったみたいで、主人は一歩引いてくれるのですが、そのぶん批評家的というか、理屈で話をしてくるのです。疲れて追い込まれて、それでも必死の私に「子どもに精いっぱいしてやるのは母親として当たり前」みたいな返事をされると、もう立つ瀬がないですよね。

「おまえが言い出したことだろう」などと言われると、

「もういい、何を言っても無駄なんだ！」と思ってしまいます。

何かがわからなくて主人に答えを求めているのではないのです。苦しくて混乱して、でもだれにも言いようがないから主人にぶつけているのに、あれこれ返ってくることばが第三者的で、そのことばでかえって傷ついていました。悪気があるわけではないのはわかっていましたが、ストレスでしたね。

子どもに対してはすごく愛情を注いでいて、亡くなる一週間前、ほんとうにいよいよというときには会社をずっと休んで、泊りこんでいっしょにみてくれた。そういう意味ではよい父親なのですよ。

子どもにとって優しいお父さんでいてもらいたいという願いがあったから、いろんな葛藤はあっても我慢しようと思っていました。だけどね、主人にとって子どもは見つめられても、その横で共に子どもを見つめる（妻の）私の姿は目に入らないみたいでした。

主人へのこだわり、というのが、もうひとつあってね。闘病中「骨髄移植をしたらどうか」という先生からの話があって、お兄ちゃんからの骨髄移植の話になったんです。そのときに主人の母（義母）が、「森家の長男にそんな危険なことはさせられない」って反対したんです。

「おばあちゃん、そうじゃなくてしげおを助けるためのものだし、先生がそう言ってくださるというのは、可能性があることだから、（お兄ちゃんに）そんな危険なことはない。先生がせっかくそういうふうに言ってくださったのに、私、先生になんと言えばいいの」って言ったら、

「『しげおをあきらめる』と答えればいい」とおばあちゃんに言われたんです。

私は、あまりにそれがつらくて「いま一生懸命に生きている命になんてことを言うんだろう」と、そのとき私もふつうの精神状態じゃないから、ものすごく逆上して主人にそれをぶつけたんですよ。同調してくれるものとばかり思って……。

でも主人は、「年寄りの言うことだから。それに、無理に骨髄移植をしても助かるとは限らないわけだから、しかたがないんじゃあないか」とおばあちゃんの味方をしたんですね。私にはそれが許せなかったんです。それが心の底でずっと尾を引いていました。

遺骨をめぐって

お葬式がバタバタッと終わってボーッとして、それから私は放心状態だったのですが、会社に行きはじめた夫は、あるとき「死んでしまったら何もできないんだから、俺はこれから好きなことをするぞ」と宣言したんです。

ちょっとびっくりして、唖然として声も出ませんでした。私は放心状態ながら、しげおの死を無

駄にしないためにも、なにかすることはないかなと少しずつ考え出していたんですね。そのときに「俺は好きなことをする」と宣言されたので、「ああ、いっしょの思いでやってはいけないんだなあ」いう思いで寂しかったです。

遺骨はお墓の中には入れられなくて、気のすむまで自分の横に置きたいと思っていました。当時住んでいたアパートに小さな仏壇を買って、しげちゃんを置いていたのです。

日を経るごとに「主人のペースについていけない」という思いが強くなってきて、私はお兄ちゃんを連れて実家に戻ったんです。ただお坊さんが毎月来てくれていたんで、そのときは私が行って供養してもらっていました。たまたま実家とアパートが近かったんで、アパートに戻って掃除をしてたんですよ。土曜日で主人はいなかったんですけど、遺骨を持ったらなにか感じがちがうんですね。お兄ちゃんといっしょに「ちょっとしげちゃんに会ってみようか」って開けてみたら、お骨が入ってなかった。もうびっくりして、主人を問いつめました。

主人もまた私と別居して精神的におかしかったのかもしれないのですが、「夜中にうなされた」と言うんです。私の強い拒否で遺骨は家に置いてあったけど、主人には「お骨は土に返すものだ」という意識があって、「そのお骨を土に返さないからうなされるんだ。こういう苦しい思いをするんだ」と考えたんですね。

そこでおばあちゃんに相談して、お寺の住職に話したら「一部を分骨として収めたらどうだ」と言われた。主人のなかで分骨をするのはよくない、全部を土に返さなければ、またうなされるみたいな恐怖の思いがあったので、最終的にはだれにも相談しないで、お墓に入れてしまったのです。私にひとことの相談もなしにです。

「なんていうことを」と、もう声も出ませんでした。しげちゃんは死にました。でもしげちゃんは私のものとしてあったんです。（遺骨の箱を）抱き上げるとコトコトッて音がしていたんです。あの子が死に、あの子の遺骨も奪われて、二度も別れをしなければなりませんでした。

もうなにもかも、気持ちも離れてしまって、離婚を考えるまでになりました。話し合いを何度ももって、修羅場でした。離れて暮らしていろいろ考えましたね。

主人はもともとマイホームパパという感じではなくて、自分のやりたいこと、趣味であるとか、つきあいであるとか、より積極的に家の外のことをやるタイプなんです。ただね、私としては、しげおが病気になったとき、こんなときだからこそ家の中に目を向けてほしかった。願いというより、向いて当たり前みたいな強制の気持ちがあったかもしれません。だからおたがいの思いはギャップだらけです。あっちはむこうを向いていて、私はこっちを向いて生きているみたいな。夫婦としてはちょっと寂しいあり方だと思いますね。

しげちゃんが死んで、主人が酔っぱらうことがたび重なったのだけど、知り合いの人から「ご主人、泣き上戸になったよ」と言われたことがあったんです。酒を飲んで泣く——背広についた背中のしわも、どこかのベンチで、ずーっと座っていたのかな、とふと考えました。

主人は主人なりにたぶんつらい時期があったんだろうなと、認めたくないけど、でもそうしなくちゃやっていけないかな、と少しずつ考えるようになりました。

主人の行為（遺骨のこと）を受け入れるのに、一年以上を要しました。私たちが離婚をすれば、お兄ちゃんは、小さな弟だけでなく、父や母を失うのですものね。私が戻ったのは、そればかりではもちろんないのですが、悩みました。

まわりには、子どもを亡くするという出来事をとおして、そのなかで絆を深めていくご夫婦がたくさんいらっしゃいます。私にとっては、それはとても羨ましく、目を伏せたい思いだったのですが、いつごろからか「いいことだよね」と素直に感じられるようになってきました。私たちは、手を取り合ってがんばって生きていこうという夫婦にはなれないのだけれど　夫婦のかたちをとりながらも、独立した一人ひとりの人間どうしでやっていけるかな、と考えています。

夫婦もそれぞれのあり方でいいんですよね。私の一年はしげちゃんを偲ぶ一年であり、夫婦や家族のあり方を探す一年でした。

母親のグループをつくる

家の中にいるとずっとしげちゃんのことを考えるわけですよね。主人は仕事に行くし息子は学校に行くし、家の中にいて何気ない瞬間に涙がが—んと出てきたりして、自分でこんなことしてたらおかしくなっちゃうなと思いました。ふとね、病院でいっしょだった、私と同じ子どもを亡くしたお母さんたちはどうしているんだろう、元気でいるのかな、となつかしい思いになったんです。

つらかったけど、あのときいっしょに闘病していた四人ぐらいのお母さんに連絡をとってみたの。そうしたら、それぞれに「つらくて同情されるのもいや、まわりに話しかけられるのもつらい。ごみを出しにいくのも、井戸端会議をするのもいや」なんて答えが返ってきて、「みんなにそういう悩みがあるのなら、一度集まろうか」ということになったんです。

私は何事も黙って見ていることができない性格で、入院中もお母さんたちが洗濯の順番をとるために苦労しているのを見て、「それじゃあ話し合おうよ」と声をかけて「順番表」をつくったりしていたんです。

子どもを亡くした親が四人で「同窓会みたい」と苦笑しながら、もう語り尽くせないほど語り合いました。自然と私が世話人になって、それからさまざまな人に声をかけていき、さまざまな活動へと広げていきました。

主人はこんな私を黙って見ています。あるとき、「おまえがそんなに一生懸命なにをやったって、だれか助かるわけでもないじゃないか、無駄じゃあないか」と言われたんです。骨折り損の愚かな姿に見えたのでしょうね。私そのとき、はっきりと言ったんです。

「私はそれをすることですごく自分が癒されている。会の活動は自分のためでもあるから、役に立つとか立たないとか、そんな見方でみないでほしい」って。

子どもを亡くして、一人ぼっちのダメージは大きかったです。会をつくって活動するなかで、子どもといっしょに何かを生きている気がするんです。骨に生命が宿っているとは思わないけど、それがなくなったとき、子どもといっしょに精神的にどう生きていったらいいんだろうと模索しました。その答えがこういう活動かな、と思いました。

私の生き方を、主人が理解してくれているかどうかはわからないけど、私はこう思っている、ということは伝えようとしてきました。不思議なんですけどね、家族の中で癒されない思いを「親の会」の仲間と活動をするなかで癒してきました。いろいろなことをやっていくうちに、主人の性格とか、そのようにしか表現できない哀しさなどがちょっと見えてきたりもしたのですよ。

おっぱい

私ね、保母なんです。仕事は結婚していったん辞めて、その後もときどきやっていたのだけど、子どもの見方がほんとうに変わりました。独身時代は、子どもを客観的に見ていたというか、距離をおいて見つめていましたね。それが自分に子どもが生まれたとき、一人ひとりの子どもたちが自分に託されている子どもなんだと実感して、「親と子」の絆のようなものが見えてきました。

子を亡くしてからは、保母の仕事はもうできないと思っていたのだけれど、思い切って臨時でやってみたら、もう子どもたちが輝いて見えた。

「何をしてもいい。キラキラしてて、生きてるそれだけで、こんなにすばらしいことなんだ」と実感しましたね。いま、仕事は週二日だけ。あとは、会のこととか、ボランティアやっています。

入院中しげちゃんは、私のおっぱいにずっとぶらさがっていたんです。私、母乳だったんですが、もう二人目だから断乳しなきゃ、みたいなものがべつになくて、なるようになると思っていました。しげちゃんは、足が痛かったり、お腹が苦しかったり、それがそのまま顔に出てくる。笑顔が少なくなるしいつも不機嫌で、だからもうずーっとおっぱいにぶらさがりっぱなしでした。一種の精神安定剤みたいな感じで、親子のスキンシップですね。

抱いていて、大発見をしたんです。しげおには、抗がん剤を使い、放射線をかけていました。それでも、まして命がもうそれほどないそのときですら、背が日に日に伸びていくんですよ。びっくりしましたね。抱いていると、成長がわかるんです。子どもってすごいと思いました。

私は、死期がせまっていることはわかっているのだけど、それを認めたくない。でもどこかでそれを確認しなければいけない、いや奇跡はおきる、みたいな狭間のなかで揺れながら、しげおを抱いていました。抱きながら、ここにある命の重みを忘れちゃいけないということを噛みしめていました。

最後のころは、点滴に入ったモルヒネでうとうととしていましたが、私は抱きながら、野口雨情の「しゃぼん玉」を口ずさんでいました。この歌がとても好きなんです。

♪しゃぼん玉とんだ、屋根までとんだ

歌うのはここまでです。この先は悲しくて歌えません。「し・げ・ちゃん」と名前を呼びながら、ときにほっぺにチュッとしながら、最初からの「しゃぼん玉とんだ……」を何度も口ずさんでいました。いまでもこの腕にあの子のあの命の重みが残っています。

♪シャボン玉とんだ、屋根までとんだ、屋根までとんで、こわれて消えた

哀しいですけれど、でも、しゃぼん玉には夢があります。また飛ばそう、という希望があります。だから、私たちの会の名前は「しゃぼん玉」と名付けました。

ドライブ

外はじりじりと照りつける八月の暑い日、初対面の関根さんはワンピース姿だった。お母さんというより、シックな感じのお勤めの人、という雰囲気である。

「去年の夏の、暑さ寒さの記憶がまったくないんです。ただね、夕方（看護婦に勧められて）食事に出て、もあーっと暑い暗いなかで蟬だけが泣いていて、〝いったいこれからどうなっちゃうんだろう〟と思ったんです。そのときのことだけが鮮明に残っているんですよ」とつぶやくように語る。

昨年のいまごろ、関根さんの一人息子、ひろ君の意識はもうなくなっていた。

発病はその年の一月。もうすぐ二歳というときに、なぜか歩き方がフラフラして階段が登れなくなっている姿に気がついたと関根さんは言う。小脳髄芽腫。十一時間におよぶ手術の後、脳外科医から告げられたのは、病名と、「もう一度はっきりお話ししますが、余命は一年でしょう」ということばであった。

「病気の説明を受けてもわけがわからないので、資料や本など調べました。先生から告げられた〝二年〟よりは少しでも明るい内容やよいことを捜そうと必死になるわけですよ。とにかくたいへんな手術だったけど子どもが元気だったんで、〝この子いけるんじゃないか〟と思ったりしました。親バカですね」と関根さんは苦笑する。

幼いから、毎回睡眠薬で眠らせての放射線療法が終わったのが六月だった。が、そのとき脊髄への転移が見つかる。ふたたび放射線照射開始、白血球減少や水疱瘡の疑いなどで、照射は中断しながらおこなわれていった。土、日には外泊し、放射線治療で目が少しよくなってきた（眼瞼下垂が改善した）のを喜んでいた。

「ひろは目のぱっちりした子だったんです。だから（下垂が）治るとすごくかわいいいんです。これも親バカですが」と。

八月にはふたたび、脳の腫瘍がどんどん大きくなっているのを知らされた。「家で看たほうがいい」と強く勧められ、関根さんはひろ君を抱いて退院した。

関根さんのさらに苦しい日々はここからはじまる。

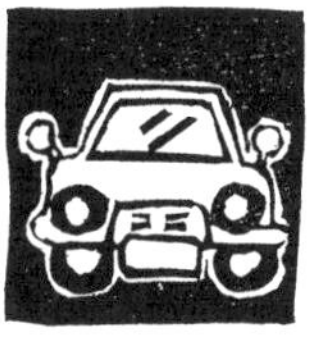

「もしかしてダメかも」と実際に思いはじめたのは脊髄に転移したときでした。ひろが病気になってから、先生からの病状についての話でよい内容の説明は一度もなかったんです。話はいつも、

わるい方向へ行っていることばかりでした。病気は事実そうだったんですけど、脳外科の先生がくるたびに、これでもか、とばかりに現実を言われるものですから、もう先生には会いたくないと逃げ回っていました。説明のたびにかなり落ち込みましたね。

治療中は「もう少ししたら退院できるのでは……」と何度も思っていたんですが、(それは治るとかではないということを) 実際はわかっているんですね。腫瘍は全部取りきれていないし放射線で消えるようなものではないから。

ただすごく具合いはよくなっているので、治癒とはいかないけど、再発して障害もおきるだろうけど、なんとかふつうの生活、病院に通っての生活が一年ぐらいつづいてほしい。再発したら治療してそれが終わったらまた外来通院、そんな暮らしがつづくんじゃないか、と思っていました。へんな奇跡を信じていて「頭の腫瘍がなくなってびっくりさせるんじゃないか、そんな子なんじゃないか」とか、そんな気持ちもあったんです。

一方で、今度の正月をいっしょにいられるだろうか、いられないだろうな、亡くなってしまうんだろう、という気持ちもうすうすはあって、(その死を) 自分のなかで否定しきれませんでした。

連れて帰らなければ親じゃない

八月に脳外科医から、「もうどうにもならないから、あとは家に帰りなさい。これからが、ひろ君とお父さんお母さんのいちばん大切な時間だから」と言われたんです。

親としては突然で、この治療が終わったら退院だと思っていましたから、まだ治療途中なわけで、ちょっと具合いがわるくなったからというのならそれはわかるのだけど、いきなり家に帰りなさいと言われても心がまえができていなかったんです。病気がよくなって帰るんじゃないですから不安で不安で、ちょっと躊躇したんですが、〝ここで家に連れて帰らなかったら親じゃない〟みたいな雰囲気になっていて苦しかったです。

話のなかで「お父さんとお母さんのいるところで、お母さんの手の中で亡くなるのがいちばんだから」と婦長さんに言われたんです。でも私はそこまで自信がなかったし、腹がくくれなかった。先生や婦長さんにしたら、ことばどおり「家にこそ親子水入らずの場があり、親子で過ごす平安な時間がある。だからそこへ戻りなさい」ということだったのかもしれない。

一方で、治療の限界、つまり治せない事実のなかで、家に帰さないと（医療者の）良心がとがめるみたいで、ここで家に帰したぞ、ということをつくりたくて、あそこまで言ったんじゃないかとも思ったりします。

病院で強く言われて家に帰ったけど、先生の予測とぜんぜんちがって、一日一日状態がわるくなる。今日おもちゃに乗っていたのに翌日乗れない。きのう自転車の前の補助イスに乗って散歩できたのが、今日はフラフラした状態でそれもできない。そんなふうで、五日もしないうちに吐いたりするようになったんです。

「ひろ君の喜ぶことをしてやりなさい」と言われていたけど、喜ぶことをしてやりたいといくら思ったって、あまりにからだの具合いがわるくてできないんです。私自身「どうやって過ごしたらいいんだろう」って、もう気持ちがいっぱいで……。医療者が言うような「いまのうちに見たいものをどんどん見せて……」なんていう感じじゃなくて、ひろは私に抱かれてぐったりしているだけなんです。目も見えないんでしょうね、絵本も閉じてしまうんです。

外来の日を待って連れていくと、「でももう少し在宅でがんばりなさい」と言われました。食べられるものはヨーグルト、プリン、おかゆとかでした。さらに一週間が過ぎ、今度は呼吸が乱れるようになってきたのです。

夫は退院後一週間は会社を休んでいっしょにみていました。いっしょに、といっても夫の姿は、落ち着かないままにひろを抱く私の向こう側にありました。庭に出てはタバコをふかしている夫の横顔を見ながら、「ああ庭も荒れてきている」なんて思っていました。

「ひとりでみていても大丈夫だな」ということで二週目から夫は会社に行ったんです。そうしたらその日呼吸が苦しそうで唇の色もわるくなったのであわてて救急車を呼んだんです。病院に着いたら私の気持ちもあったのでしょうか、子どもが落ち着いてきました。夫は会社から、もう死んでいるのでは、と大涙でタクシーでかけつけたのですが、そのときひろは看護婦さんたちに囲まれて笑っていて、夫は拍子抜けしたみたい。

入院して、けいれんや不随意運動もみられるようになって、呼吸もわるかったので酸素をしていたのだけど、二、三日後に脳外科医から再び「家に帰りなさい、まだ大丈夫だ」と言われたんです。そう言われるとまた、連れて帰らないと親じゃあないみたいな感じがしてしまいました。

ふたりきりの恐怖

家では子どもとふたりきりなわけです。これがおじいちゃんおばあちゃんがいるとか、きょうだいがいるのなら違っていたのでしょうけど、とにかく具合いのよくない子と母親のふたりきりなんです。

「もう治療ではすることがない、どうにもならない」ということは、向かっているのは〝死〟そのものですよね。私の気持ちの底には、奇跡がおきないか、という期待があったんです。が、実際はきのうよりは今日具合いがわるくなるんです。朝になったらよくなっているんじゃないかという期待があって、でも実際わるくなっている。そうするとこの先というのは、恐怖でしかないんです。子を喪うという恐怖なのです。

私は子どもが実際痛いとか苦しむのは見ないですんだ。抱いていればぐったりはしているけど泣きわめくことはなかった。その意味でつらいことはなかったのですが、もうどんどん日を追ってわるくなるのを見ていると、奇跡を願う希望が打ち砕かれて恐怖なのです。目の前でひろの状態がわるくなっていく、このまま亡くなるかもしれないという絶望と恐怖なの。毎日〝もしかしたら（奇跡がおきて）〟の望みが打ち砕かれていく思いがしました。

この入院のとき、病室はいちばん奥の個室だったのでまわりに気がねがないし、ひろは看護婦さんに囲まれてけっこう喜んでいるんです。これだったら私は病院のほうが安心のような気もしたんです。でも「帰りなさい」と言われ、そこまで在宅へと言われたら断れない。そんな感じで、疑問をもちながらも帰ったんです。

けっきょく、それから家にいたのは一日半で、夜中に呼吸がおかしくなって病院へ戻ったのが十五日の夜中でした。十七日から呼吸が止まるようになり、ひろの意識はなくなっていました。

そのときから（脳外科ではなく）小児科の先生が診てくれていたのだけど、「お母さんもお父さんもそんなにベッドをのぞきこんでいては腰が痛くなるだろうから抱っこしたら」と言われて抱っこしたんです。そうしたらひろの呼吸が落ち着いてきて、ものすごくうれしかった。もうこのころの私は泣きっぱなしだったのだけど、気持ちが落ち着いてきました。いっしょに添い寝をしたんです。その日は朝までぐっすり眠れました。

板挟み

意識がなくなってからの三週間というのは、けっこう淡々と過ごしていたんです。状態はよくはなかったのですが、家で過ごした三週間がいちばんつらかった。絶望と恐怖でしたから……。

病院で何が救いだったかというと、子どもとふたりきりじゃない、ということでした。家ではもうじーっと見ていて、きのうよりこうなったと、そのことばかり考えているんです。夫はきっと、そんな私を（痛々しくて）見ていられない気持ちだったと思います。

病院では状態のわるいことがそんなに気にならなくなったんです。ひとりでじーっと思い詰めていたのが、看護婦さんと何気なく話したりすると一日一日の変化がそんなに気にならなくなったんです。いざというときには小児科の先生もそばにいるしという安心もあった。〝もしかして奇跡が〟という望みが、病院では保てたんです。

先生に（病状悪化を）どんどん言われるまでもなく、覚悟はできていました。意識がなくなって蘇生も二、三回してだんだん覚悟してきました。一週間（で亡くなる）というのが暗黙の了解でした。いつかはそうなると思ってました。だけど亡くならず三週間も過ごすことができて、そのあいだにだんだんとね、覚悟みたいなものができてきたんです。

私には目に見えないものにすがるというか、霊的なものに惹かれる部分があって、病気のこととかを相談していた人があったんです。その人には子どもの死が見えているのではないかと思えて、後半は連絡するのがこわくてしていなかったんだけど、一週間がずーっと伸びてきて、治るなんてもちろん思えなくて、こんなにがんばるっていうことは「死ねないんじゃないかな」と思えてきました。それでその人に電話をしたんです。

その人は「板挟みなのよ」と言いました。私たちの「死なないで、どんなかたちでも生きていてほしい」という願いと、「自分は神様のところへ行けるから幸せなんだ」の板挟みにいるんだ、という答えなんです。私もそうなのかなと思えました……。

その夜、夫と話し合ったんです。「もうそろそろ言ってやらなきゃかわいそうかな。ひろが板挟みで苦しんでいるんだったら私たちが早く（死を）受け入れて、声をかけてやらなくちゃかわいそうじゃあないかな」とふたりで魂に話かけるというか、「もういいから……よくがんばったね」ってあの子に声をかけてやったんです。

亡くなったのはその翌日なんです。

皆に支えられて

ここまで三週間十分がんばったし、ここまでがんばってくれたから私たちも受け入れができたのだと思います。家で私が抱いたなかでじゃあ、とてもじゃないけど私たちは受け入れられなかった。

夫は病院に寝泊まりしてそこから仕事に行くわけです。「行ってらっしゃい」「お帰りなさい」というような何気ない会話が病棟にはありました。夫が看護婦さんに「いってらっしゃい」と手を振って見送られているのですから。ベッドのひろをじーっと見つめていると、「関根さん、はいおやつ！」と私の肩を抱くようにして、婦長さんがシュークリームをポンと手渡してくれました。胸はいっぱいだったけど、シュークリームがとてもおいしかった。

夫と口げんかなんかしていると、「お母さん、ちょっと家のこと気になっているんじゃないの。ちょっと家に帰っておいでよ、今日は看護婦の○○が担当だから大丈夫、看ているから」とか言って外に出してくれる。夜も看護婦室の横のＨＣＵ（ハイケアユニット）に子どもをベッドごと運んでくれて「しっかり看ているから大丈夫、ゆっくり休んだほうがいいです」と言ってくれる。

子どものそばにいたい気持ちでいっぱいで、疲れてもいなかったので、最初はいいですと断っていました。でも、最後の五日間はそうしてもらえて、実際からだが休めて正直助かったんです。

亡くなった日の朝も、呼吸は落ちていたけど心臓はしっかり動いていて、「いまのうちにふたりで食事に行ったら」と言われて夫とふたり朝食をとったんです。すごくいい天気で、「初秋だね」「こんな日はドライブびよりよね」なんて話していたんです。のびやかなひとときでした。

それから病棟に戻って私は洗濯したり、かたわらでかたづけしていたんですが、そのあいだにひろが死んじゃったんです。なにかきっと「お母さんが見ていないから逝こう。お母さんが見てていては逝けないから……」と思ったんじゃないかと思うんです。息が止まっても、またするんじゃないかと待っていたら心臓が止まりました。

「あの子の状態がよくなったらドライブに行こう」と私たち新車を買っていたんです。あの日の朝、最後のドライブを三人でしました。私たちが（空想で）ドライブしているとき、ひろも確かにいっしょにいたんですよ。家族総出のドライブでした。

ひまわり

福島さんは、ずっと仕事をもって働きつづけてきた方であり、やわらかな知性を感じさせる人であった。ことばを大事にしながら、確かめるように語る人でもあった。

長男すすむ君が逝って数年が経つのだが、「あのときは、なにかドラマでもこういうことは起こらないんじゃないか、というような時間でした」とのこと。それほどすすむ君の病状は過酷であり、また病気の進行は速かった。

福島さんのことばを借りれば、すすむ君は「やんちゃ坊やから少し少年らしくなっていく小学校三年生。それはそれはワンパク坊主で、七、八人の子どもであちこちの公園を徒党を組んで遊び歩いているような子どもだった」そうである。

その年の秋、吐き気とだるさで受診、そのまま入院となった。脳腫瘍（神経膠腫）が視床下部近くにできており、根治手術はできなかったが、脳圧を下げるためのシャント手術など三度の手術を受けていた。

すすむが発病したのが十月なんですけど、実はその年の八月に義母が入院していたのです。脳腫瘍でした。大腸からの転移のものだったのですが、そのとき、くわしく脳腫瘍について勉強したんですね。その義母は六か月後に亡くなりましたが、それと同じことがすすむに起きるなんて、ほんとうに信じられない思いでした。看病は、すすむの病気がわかった時点ですすむのほうに私が、義母のほうは夫を中心に二十四時間家政婦さんを頼んで、あと夫のきょうだいが近くにおりましたのでその人たちに依頼しました。

翌年の一月のすすむは少し落ち着いた状態で、先生方の方針は「放射線治療をやって、ある程度のステージまでやった時点で、家に帰そう。わるくならない時点で家に帰ったほうがいいから」ということでした。このとき、私たちものすごく悩んだのです。義母が危篤状態になっている。で、すすむは「いまが、家で過ごせる最後の時期」なわけですから。

私たちはぎりぎりまで決断できなかったです。

「もしすすむが帰ってる間におばあちゃんが亡くなったらどうしよう」

「いや、すすむを可愛がってくれたおばあちゃんだから、あの子には隠しとおすことはできないから帰ろう」と決めて家に連れて帰りました。

二月の初めのことです。

実はすすむが帰ったその日におばあちゃんが亡くなったんです。すすむは二階で寝ていて、下でお葬式を出すという、すごい状態でした。

私は義母のことをどのように話してよいかわからなかったのだけど、でもあの子、「おばあちゃんにお線香あげたい」と言って、二階から下りてお線香をあげたんです。両手を合わせて祈っているすすむの背の肩の細さが、いまも私の脳裏にあります。

そんなこんなのうちに一週間もしないで、すすむに強い痛みがきました。もうどうしようもない頭痛です。あのころずっと痛みに悩まされたんです。でもほんとうに耐えていたんです。痛いなんてほとんど言わないんですね。ものすごく歯を食いしばって耐えている姿で、どれほど痛いのかということがわかっていたので、再入院しました。このときは痛みの治療ができて、ふたたび家に戻りました。

そのとき先生に「わるい状況になったら連れてきなさい」と言われました。「わるい状況というのはどういうこと？」と聞いたら、ことばが話せなくなる可能性もある、とのことだったのです。

ある日テレビを見ていたすすむは、ことばを言いかけて、ふっと黙っちゃったんですよ。聞いても黙っちゃったんで、私はなにか言いたくないのかなと思って、ふと見たら、パジャマの下が濡れていました。このころにはおもらし（尿失禁）とかがはじまっていたんです。着替えさせて、それを洗っているときに、はっと気がつきました。「もしかしてしゃべれないのでは、いやそんなはずは……」って。

あわてててすぐに戻って、すすむに聞いたんです、「もしかして話せなくなった？」って。すすむは「うん」てうなずいたんですよ。「ああこれはだめだ」と思って、それですぐ病院に連絡をして、また入院したんです。

病院に着いたときにひとことだけ先生に、「こんばんは。おしっこは出ると思う」と話したのが、すすむの声が聞けた最後でした。それからはぜんぜん話せなくなってしまいました。失語症っていうのでしょうか、意識はあってもことばが話せないから、ほんとにかわいそうでした。でもね、あの子ってほんとにそういうのを表に出さない子でした。ほんとうは苦しいはずなのに出さなかった。

おおばかやろう

あの子が一回だけ怒りをぶつけたことがあったんですよ。すすむは対処療法的な手術だけでも三回も受けているんですが、じつは私たちは病気のことをちゃんと説明するチャンスを逃していたんです。それで、手術をするときに「検査ね」って言ってすませていたんです。

もうちょっとちゃんと説明してあげればよかった、といまも胸が痛むのですが、手術のあとは顔も腫れるし、痛みもすごかったのです。だから三回目のときはものすごく怒って、大きな声で「おおばかやろう！　こんな気持ち、お父さんやお母さんにはわからないだろう！」って怒鳴ったんです。

そんなこと一度も言ったことなかったのに、はじめて言いましたね。でもこのときが唯一かな、あの子が病気に対して怒りをぶつけたというのは。私なんか返すことばがなくて……、本人はどんなにか、つらかったと思うのです。

すすむは私たちに病気のことを聞いたことがなかったんですけど、おばあちゃんのお葬式のあとに、世話していた私の姉（叔母）に「ぼくの病気はほんとうは何だろう？」って聞いたのです。病名もあいまいのままにしていました。そういえば途中で「お母さん、死ぬってどういうこと？」ということなんかも、たった一度なんですけど尋ねたりもしているんですよね。

そういうことをずっと思ってて、でも私たちには言わないで、ほんとに最後の最後に私の姉に聞いたのです。姉は「おばちゃんは聞いていないよ。でもきっと良くなるんだよ」って言ったら、「ふうん」と言って、あとは聞かなかったらしいのです。

小学校三年生で、とくにこういう病気の子なんか感性が鋭くなってきているから、大人がわからないと思っていることでもわかっているんですよね。自分のからだがどんどんわるくなっていくのもあの子なりに知っていたのだと思います。子どもだから、と安易に考えて、大人が不用意にことばを使ってしまうことも病院にはたくさんありますし。

私は（たぶん夫もそうだと思うのですが）、死ぬとかそういう話でなくても、どこかで病気の説明とか、手術のこととかをちゃんと話してあげられたらよかったな、と思うのです。これぐらいの年齢だと十分わかってることだったんですよね。からだは子どもでも、感性は大人だったんです。

失明、そして

話が前後しちゃうんですけど、入院したときから、ある部分が欠けて見えない視力障害があったんです。ことばが話せなくなってまもなく、目も見えなくなって失明しました。

もともと、すすむは食べるのが大好きな子どもで、病院の食事が大嫌いで有名だったものだから、あちこちから出前をとったり、お父さんがどこからか見繕ってきたりしていたんだけれど、もうこのときは食べられなくなっていました。子どもが食べられないのは親にとって身を切られるような思いなんです。まして話せないし、目も見えなくなってしまって、そんななかで三月三十一日に亡くなりました。

その一か月間、夫とふたりで付き添っていました。それまでは私が付き添って、夫は夜に面会にくる、というふうにやっていたのです。でも婦長さんから「もうふたりで泊まっていいから」と言われて、夫も夜、付き添うようになりました。片方が寝てるときは片方が見てるっていうふうで、二十四時間すすむから目を離さないことを一か月つづけました。

ちょうどお姉ちゃんが中学三年で、祖母が亡くなったときが私立高校の入試、すすむがわるくなるなかで、公立高校の試験を受けました。家が留守になるので、私の実家から手伝いにきてもらっていました。公立の試験のころは、すすむが危篤状態なものだから、病院でいっしょに泊まって見守ったりもしました。

あの日、お姉ちゃんが友達にも折ってもらったという千羽鶴ををかかえて病室にかけつけたのですが、そのときには、すすむは人工呼吸器が着けられた状態でした。

「あしたから四年生。もう少しで四年生だからね、がんばるんだよ」とお姉ちゃんが何度も呼びかけていました。

お葬式が四月四日だったのですが、じつはその日が私の誕生日なんです。それで夫は「どうしよう?」って言ったんですけど、「私にとっては誕生日はうれしい日だから、その日にしよう」と決めました。私の誕生日がすすむの告別式でした。その告別式が終わって一週間後が、娘の高校の入学式だったんです。まわりの皆はものすごく喜んでニコニコしての入学式だったのですが、私と娘はどんな悲しい顔して行ったのかなっていう感じです。

夫は、実母とそして長男をほぼ同時期に亡くしました。いまでもふたりで言うんですけど、「どうやってあの時期を乗り越えられたんだろうね」って。なにか、ただ必死だったんでしょうね。

人に会うつらさ

私も夫も公務員です。だから三月はたいへんな時期なのですが、職場の理解で休みをもらいました。私のほうはほんとうは退職するつもりだったんだけど、職場の人たちの働きかけで〝看護休職制度〟ができて、それを使い有給休暇も使っていました。すすむが逝って「私やっぱり駄目だから退職する」って言ったのだけれど、「戻っておいでよ」とすすめられて復職しました。

復職したのが、亡くなって十日後です。私はもう仕事に行きたくなくて、毎日泣きたい思いでした。というのは、私の仕事は事務職ではなくて、農村のあちこちを回って人に会い、話をする仕事だったんです。だからもうつらくてしかたなかったのです。机の上でひっそりとやれる仕事だったらいいのですが、そうではなくて、外に出て人に会うのはつらいんですよ。

なによりもつらかったのは、すすむと同じぐらいの子どもたちの姿が目に飛び込んでくることでした。ランドセルを背負った子どもたちが田んぼのあぜ道を駆けてくる。なかに棒を振り回して歓声をあげて走り回る子なんかがいたりして……、もうそのときは呆然と立ちつくしてしまいました。

春、夏、秋、冬と農村風景は様代わりします。水を張った水田は陽を反射してきらきら輝き、田んぼの草取りに一日腰を曲げて働く人たちの汗も輝きます。生きる息吹があちこちにあって、でもむしろそれがつらかったのです。

一年近くはスーパーなどの買い物に行くこともできませんでした。近くのスーパーだと知ってる人がたくさんいるし、近所の人とか、同級生のお母さんとか、たくさんいますよね。みんな事情がわかっているので、かわいそうにと思われているんだろうな、と。それがいやだったですね。

「元気になった?」と向こうは気をつかって言うわけですよ。こっちは元気になってないのに、「うん」て言わなくちゃいけない。相手に気をつかってるわけですよね。だから私はスーパーに行けなくて、当時は夫がけっこう買い物に行ってくれました。夫もいやだったんでしょうけどね。

職場のなかでは昼休みとか、話をしてくれる友達はいました。私は気をつかってくれるよりは、すすむの話が出たほうが楽しかったのです。もちろん全員ではないですけど、すすむのことをよく知っている人もいましたから話はしてましたね。泣きながらですが。職場では、すすむのことに触れたくないとはあまり思わなかった。

とにかく毎日泣いていました。朝泣いて、化粧をなおして仕事に出かけ、家に戻れば、玄関に入ったときからわあわあ泣いていました。行く前にも泣いて帰ってきてからも泣いて、という日々でした。

泣いているのは私だけじゃあなくて、夫も泣いていたんじゃあないかな。それぞれが帰ってくると線香あげてましたからね。いつもしばらく仏壇の前に座っていました。

すすむのことはとにかく家族でしょっちゅう、しゃべってましたね。食卓なんかに座っても、すぐにすすむのことが話題になって、三人ともしゃべってました。だれかがしゃべりはじめるというより、だれからともなく自然に話題が出てきてしゃべっている、という感じでした。ああ、それには「本をつくろう」ということがあったからかもしれません。

本をつくる

最初は「思い出の記録」だけにするつもりだったんです。あの子すごいワンパク坊主で、でも友達にすごく好かれていたんですね。あの子がずっと友達のなかに生きててほしいという願いを込めて、一周忌にでも友達に手渡せたらいいな、と考えたんです。

じつは夫にも言ってなかったんですけど、私自身がずっと日記をつけていたんです。発病したときに脳腫瘍だって聞いて、義母が脳腫瘍だったこともあり知識があったので「これはなんの障害もなく生きていくのはむずかしい」と感じました。もちろん生きていくのを信じていました。どんな障害をもってもちゃんと生きてほしいという願いがあって、どういうふうに病気とたたかって、どんな人たちに出会い、そして、どんなことがあったのかということを記録しておこうと思ったんです。それで入院後、何日目からか書きだしていきました。

すすむが亡くなって、夫に日記を見せたのです。私自身は「この日記を見るのはつらすぎるからいやだ」って言ったんですけど、夫は「これは、すすむの生きた十年足らずの人生のなかで、ものすごく一生懸命がんばった事実なんだから、ちゃんと入れたほうがいい」と言いました。それで

「思い出の記録」にこの日記を入れるために原稿にしていったのですが、結果的には日記がいちばん大きな位置を占めることになりました。

記録づくりをはじめたのは、六月ごろだったと思います。とにかく一周忌までにつくり終えたいと思いました。すすむの部屋を整理しようとして、整理といってもけっきょくはつい最近までずっとそのままになっていて、私が書斎みたいに使っていたのですが、その部屋で、あの子の書いたものとか、写真とか見つめていました。闘病の日記といってもごちゃごちゃに書いた日記だったので、少し文章らしくしたり、原稿用紙に書き写していました。

泣きながらなので、ぜんぜん進まないことも多かったです。日記を見ると、そのときのすすむのことばとか仕草とかが、そのままによみがえってきますから、うずくまってしまったこともあります。「生い立ちの記」も入れようということで、写真を整理しながら、小さいときからのことを文章に書いていったのです。

昼間仕事をしてきて、夜、この作業をするのですが、進行は遅々としたものでした。作業しながら不思議なことに気がついたんです。あのね、すすむがいっしょに生活しているように感じるんです。

家族で「すすむはどんなこと、しゃべってたんだろうね」ということになって、すすむのくせとか出来事とかを書きながら、〝すすむ語録〟なども娘を含めて三人で考えたんです。三人で話していると、

「あの子ほら、お姉ちゃんが叱られているとき、次は自分の番かと察知して、叱られないよう一生懸命機敏にふるまっていたよね」とか、

「ハイソックスが嫌いで、靴下はいつも下げてはいていたよ」とか、次々にエピソードが出てくるんです。当初計画の「記録」づくりは、「本」をつくり上げよう、というところまで行きました。すすむは友達が大好きだったので、友達の文章も入れることにしました。また学校の担任の先生がとてもよい先生で、お手紙とか、それから授業で書いた文章などを届けてくださいました。ワンパク坊主が大好きな先生だったんですよ。ちょうどこの時期、ある漢字を使って単語をつくるというのがあってね、たとえば「軽」を使った文章――ぼくは、じまんじゃあないけど、軽わざができない――なんてすすむが書いていて、これらを絶対に載せたいと思いました。

この本が完成したのは一周忌ぎりぎりのときでした。私はこの一年、泣きながら、ずっと闘病のこととか、すすむの生い立ちとか、一年という期間をかけて振り返っていたんです。日々、ことあるごとに、あの子の姿やことばを思い出し、耐えられぬほどつらい気持ちになったりもしました。けっして平穏な日々ではありませんでしたが、そんなとき「すう君が、きっといつも見ているよ……」と家族で励まし合いながら生きてきた感じがします。

そう、すすむはみんなに「すう君」と呼ばれていたのです。

＊

福島さんが差し出してくれたのは、緑の布で装丁された一冊の本であった。タイトルは『すう君のひまわり』。

なぜこのタイトルなのか、その意味は第一ページの、お母さんである福島さんの詩が物語ってくれた。

君はいつのころからか、毎年毎年、春になるとひまわりを育てていましたね
狭い庭の真ん中に陣取って、さんさんと夏の光を浴びて
あざやかな色彩とおおらかな形で咲く君のひまわりは
家族の心をずいぶんなごませてくれました
それはまるで君のようだと、父と母はいつも語り合っていました
けれど
一つの夏を精一杯に咲ききったひまわりのように
君は逝ってしまいました
そして
今年の夏はひまわりも咲かず、君の姿もなく
庭はひっそりと静まりかえっています

野球少年

夏の風物詩——風鈴、うちわ、スイカ、そしてテレビの甲子園高校野球の実況中継のにぎやかしさ。田宮さんは、この季節、ある感慨をもって高校野球を見つめる。若いころから高校野球ファンだった田宮さんは、毎年、春、夏欠かさず宝塚の実家から甲子園に出かけていた。かたわらにはまだ幼いふたりの息子を連れて。

その長男の啓くんは、幼稚園のころから身じろぎもせず二試合でも三試合でも、じーっと見つづける子どもだった。だから小学校では少年野球をやり、中学入学と同時に野球部に入った。

啓君が中学一年の秋、左眼に涙腺がんを発病し大学病院に入院した。手術を受け、放射線療法を受けたが、十一か月後再発。ふたたび手術を受けたが、翌年の二月に再々発。「髄膜への転移がありります」との説明を田宮さん夫婦は受けた。この時点で化学治療が提案されたが、医師からは「効果の見通しはなんとも言えない。効果がなければ、顔半分の手術が必要。（命は）助からないと思う」との話があった。

父親はたくさんの文献を読みあさり、田宮さんもまた模索しはじめた。今後どうしていけばよいのだろう。〝ターミナルケア〟ということばが脳裏に浮かぶ。当時、啓君の頭痛は強く、「こんなところにいたくない。家に帰りたい」と訴えていた。吐き気もひどい状態で「なんとかコントロールできないものなのだろうか」と願っていた。子どもがどう耐えていくのだろうか、子どもをどう支えていけるだろうかと田宮さん夫婦は悩んでいた。

治療のあるあいだは、大学病院の医師たちは熱心だった。だが治療がむずかしくなるにつれ、医師たちが遠くなっていく思いと、いいしれぬ違和感を田宮さん夫婦は感ぜずにはいられなかった。効果がなければ次はこの治療、と治療の話だけをどんどん進めていく医師たち。「大学病院は治療の場、支えてはもらえない。精神面のケアはしてもらえない」と感ずることが多くなっていた。

そんなとき、ある小児科医が書いた子どものターミナルケアの本を読む機会があった。淡々とした文章のなかに、医師と病児の交流の様が自然な流れで表現されていた。「その本を読んでなにか救われる思いがしました」と田宮さんは語る。その医師の病院に転院させたいと思ったが、迷っていた。

一方、父親もまた、たくさんの本を読みいろいろ考えているふうであった。ある日、父親のほうから先に「もう転院してもいいのでは……」と言い出したそうである。「私もそう思っていた」と田宮さんもすかさず答えた。転院は「治療だけではなくターミナルケアを依頼すること」を意味する。

ターミナルケアを求めて三月中旬にそのH医師の病院に転院した。そこではモルヒネを使ってつらい症状をとることがなされ、吐き気と痛みがおさまるなかで食欲が増し、啓君の表情がよくなっていた。もう治療の手だてがないことの説明を受け、「本人が希望するなら家に帰れますよ」とのことで在宅に戻ることを決定した。田宮さん一家の在宅ターミナルケアの日々はここからはじまる。

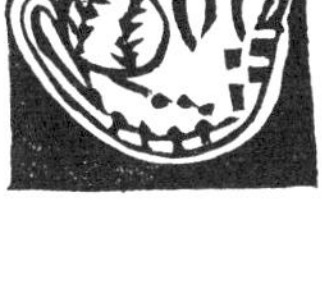

四月十二日、自宅に戻りました。四日間はふつうの生活ができたのですが、五日目から起きにくくなり、眼球突出も目立ってきて視力も落ちてきました。病院（外来受診）の日も動けない状態で、病院に電話をすると「訪問看護と往診で対応します」との返事がもらえました。

主人は、啓のターミナルの時期の過ごし方に思い入れがあったようで、「寝たきりにさせるのはいやだ。好きなところへ行かせたい、やらせたい」と言って、本人の希望を聞いてそれを実現するために奔走していました。家族旅行にもぜひ連れていきたい、と考え、たとえば大自然のなかでよい空気をすえば楽になるかなと想像して、啓に希望を聞いたら、「宝塚に行きたい」と言うのです。

宝塚というのは私の実家なのですが、本人の希望ならということで五月の連休にみんなで帰りました。車、新幹線、タクシーと乗り継いでいきました。嘔吐があるので私はすぐにエチケット袋を出せるようにし、弟の智とふたりで荷物を持ち、主人は啓を支える役でした。痩せてしまったからだで、乗り継ぎの通路、階段を支えなしで自分の力でなんとか歩こうとする啓の姿は痛々しいものでした。
実家には啓と同じ歳の従兄がいるんですね。もうこのころは食事もほとんど食べられなくて、テレビも見ているのがやっとという状態だったのだけど、ハンバーガーを食べながら、弟の智も交じって三人で笑って話をしているんです。夜中などもつらい状態で吐いたりするので私がそばで寝ていたのだけど、明日帰るという前の晩、従兄といっしょに寝たい、と言い出して、従兄の部屋でふたりで寝ることになりました。

野球のことや日ハム（日本ハム・ファイターズ）のことなんかしゃべっていたようです。啓は日ハムのすごいファンだったんですよ。自分のパソコンに日ハムのデータをたくさん入れて楽しんでいましたね。従兄も野球をやっている子だったので、話がはずんだようです。彼は、吐く啓のそばにいてくれました。

宝塚から帰って一週間後、東京ドームに日ハムの試合を見に連れていったのです。からだが心配だったけど、途中一回吐いただけで三時間座っていられました。帰るときに弟の智が「おみやげ買ってくる。お兄ちゃん何にする？」と聞いたの。啓は希望の品を伝えながら「あとで（お金）払うからな！」と弟に言いました。けっきょく希望の品はなくて別の品だったのだけど、それを持って家路につきました。

家についたときには肩で息をしている啓だったけれど、居間にしばらく座って、そのおみやげを手に取りじーっとながめていました。東京ドームでのことを思い出していたのでしょうか。観戦の時間の余韻を楽しんでいるように私には見えました。

彼はサッカーのエスパルスも好きだったので、その試合の券も購入していたのですが、直前になって「目が見にくいから行かない」と言い、観戦は中止しました。啓の両目が失明したのはその直後でした。

病気を告げる

両目が見えなくなってしまった啓は、とてもつらい様子で「どうなっちゃうんだろう」という不安でいっぱいだったように思えます。このとき、往診にきたH先生は「目が見えなくなった原因として三つ考えられるんだよ。ひとつは……、ふたつめとして……」というふうに、原因と、症状がやわらぐ可能性とを説明してくださいました。啓は黙って聞いていました。失明の事実は私たちにとってもほんとうにつらかったです。

病気について子どもにどう伝えるか――このことは、発病当初から課題でした。私のなかには、子どもの人生は子どものものという考えがあったのです。話さなければ子どもがつらい思いをする。知りたいだろうし、やりたいこともあるだろう、と思いました。一時的に混乱したとしても、「自立した子」だったので信じられる気がしました。啓とはほんとうのことを言い合う裸の関係でいたかった。嘘の関係でいたくなかったのです。ほんとうの気持ちでつきあっていきたいと思っていました。私自身が両親とそんな関係でしたから、わが子ともそうありたいと願ったのです。

最初の手術と再手術のときは「わるい物ができているから取る必要がある」と説明されました。啓には「放射線をかければまず大丈夫」と説明してあったので、再発のときはショックの様子が見られましたね。化学治療をするには本人の承諾がなければやれないと考え、先生から話してもらいました。啓と先生とのふたりでの話し合いでしたが「がんということばは使わなかったが内容はそのまま話しました」と、あとで先生が私たちに伝えてくれました。

あるときね、啓が友達の父親が脳腫瘍だったことを話して「ほんとうは、ぼくはがんだよね」と言ったことがあったのです。本をよく読む子だったので、いろいろ調べたようでした。こわい病気だ、まずいぞやばいぞ、みたいなことは思っていたようです。でも死に至るまではない、と思っていたふしがあります。転院については、H先生から病気の状態と「痛みは絶対に取るからね。約束するよ」と話されたので、それを期待していました。

積極的治療ではなくターミナルケアに入ることを、どう子どもに話すか迷いました。先生や私は話したほうがよいと考えたのですが、主人は「死を宣告するのは酷なことではないか」と当初反対でした。でも彼は「がん」や「死生学」の本をほんとうに多く読んでいましたから、やがて、本人に話すことを了解しました。先生二名と私たち夫婦、そして看護婦さん同席のなかで、先生から在宅に戻ることを話されました。

「病院で治療することはいまはない。症状が出たら病院に戻ることがあるかもしれないけど、そういう状態で診ていこうと思うけどどうかな?」と。

「それなら家にいたい」と啓はすかさず言いました。先生のことばをそのまま受けとめていたようです。

訪問看護婦の目

家で看病することの不安はそれほどなかったです。なにか困ったことがあれば病院に電話すれば通じるから、そこで指示をもらえば大丈夫という信頼がありました。なによりも「本人が家にいたいと言うのだから」と、そのことを強く思っていました。こうすることがベストなんだと信じきっていました。

食べられず、モルヒネの薬が飲めなくなって病院に連絡すると、「点滴を届けるようにします」と返事があり、夕方訪問看護婦さんが訪れてくれました。翌日昼ごろから楽になったことをよく覚えています。看護婦さんがやってくると、啓の世話をきめ細かくしてくださるのですが、そのうえで「智君どうしてますか？」ときょうだいのことを尋ねるのです。親は啓のことで精いっぱいで弟のことは目が行き届かないという感じなのですが、聞かれて「ああそういえば、このごろ智はお兄ちゃんのそばにいないな」と気がついたりするわけです。

智に「どうしたの？」って聞いてみました。「なにかこわいんだ」と言うのです。ぐったりと具合いわるく寝ている兄を見て、そばに行くとわるいんじゃないか、こわい、と思ったんでしょうね。看護婦さんが言いました。「こわいことはないんだよ。啓君の病気はこわい病気じゃない。返事はなくても、耳はちゃんと聞こえていてわかるんだよ。声をかけてもらったほうがお兄ちゃん喜ぶと思うよ」って。

そんなことがあってから、智は学校から帰ったときなど「ただいまー」とそばに行ったり、水を飲ませてやったりの世話をしていました。

温かい手を感じていたい

啓は二階の子ども部屋ではなく、一階の居間のとなりの和室にベッドを準備してそこに寝ていました。そこからは居間も台所もみんな見渡せるのです。目が見えなくなっている啓のそばで、智がテレビでの野球中継の様子などを説明したりしていました。私が台所をしているときも、そこから啓の姿は見えました。

夜はそばで寝ていたのだけど、夜中の二時とか三時に「ガーゼ交換してほしい」と呼ぶんです。そんなとき、十五分から三十分くらいいろいろ話す時間があったんですよ。学校のこと、社会の事件、高校受験のことなんかね。ちょっと生意気に「こういう時間って親子の交わりの時間になるんだね。これからが眠れる時間に入るんだ」などと話していました。

五月の終わりにけいれんが起きて意識が落ちたんです。その場その場で受け止めていくしかないかと思い、かすかな希望のなかで自分を支えていこうと思ったけど、やはり、つらかったです。意識が戻ったとき、啓は「ありがとう」と幾度も口にする日がありました。けいれんがたびたび起こるようになるなかで、看護婦さんから言われたように、座薬や点滴のスピードを調整しつつ、さすり、声をかけてというふうに世話をしました。

その日その日を精いっぱいやるという感じで、なんとかしのいでいました。けいれんは十日ぐらいで落ち着いてきて、夜眠れるようになりました。この間は夜もつきっきりだったのだけど、途中で主人が「かわりばんこに寝よう」と言ってくれたのです。すごく楽になりました。もう意識が落ちていたのだけれど、啓の手を握ると、握り返してきてくれるんです。子どもの手って温かいんですよ。いつまでも、いつまでもこの温かい手を感じていたいと思いました。握り返してくれるその力をありがたいと思いました。往診できてくださったH先生から「もう一、二日ですね」と言われました。そのころは「今日という日を無事で過ごしたい」と毎日ひたすら願っていました。

ひとりぼっちじゃない

あの日、啓のベッドのまわりに智も主人も私もみんなで集まり、寝るときもみんないっしょにそのまま布団を敷いたのです。啓は静かな呼吸でした。見守っていてるあいだに、私はふーっと眠りに入ったんですね。ハッと気がついたら、啓の呼吸はすでに止まっていました。自然のままで「ぼくは大丈夫！」と言っているようで、すごく穏やかな表情だったのです。そのときの時間が朝の五時ごろでしたが、たぶん三時に逝ったんではないかと思うのです。「ひとりで逝かせてしまった」と、悔やむ思いになったりもしました。でもみんなでそばでいましたから、これでよかったんだと思います。

啓は、居間のとなりにいつも寝ていました。私は台所をしたり、洗濯をしたりしながら啓の看病をしていました。近所の家がちょうど工事で、音に敏感になっている啓が大丈夫かな、と少しハラハラもしました。朝がきて、弟が学校に行き、父親が仕事に出かけ、風にカーテンが揺れ、隣の猫が鳴いたりして……、失明した啓には見えなかったかもしれないけれど、なにかを感じ取っていてくれたらと思います。

意識が戻ったとき「ありがとう」ということばを幾度も言ってくれました。意識がなくなったときも握り返してくれる温かな手がありました。家での看病のなかに、うれしいこととして感謝できることがたくさんあったのです。いま、そのことに救われています。

啓は具合いがわるかったから、在宅の日々に安らぎを感じたかどうかはわからないです。ただ「ひとりぼっちじゃない」と、そのことだけ感じてくれていたらうれしいと思います。私たちは啓をひとりぼっちにはしたくなかったのです。

卒業

神田さんは、NHKのドキュメンタリー『家族——子どもが失われた時』の取材を受けたお母さんである。子どもを失ってから、明日という日が感じられる日まで、そしてテレビ取材をとおして自分や家族を語れるようになるまで、どのような日々があったのかを語ってもらった。

神田さんとの会話で「私、バレーに打ち込んでいるんです」「えっ踊るバレーを？」「違うバレーボールよ(笑)」とのやりとりがあったが、踊るバレーでもうなずけるほど、神田さんはスラリとした雰囲気とおしゃれ心を身につけた人でもあった。

一方で、明日という日の問いかけをしたとき、「そうねえー。あのね、初夏に花屋さんに枝豆の苗が売ってたの。よしあきが枝豆大好きだったから、それを買って帰ったわけ。で、鉢に植えて枝豆がなったころそれをあの子に供えてやろうと思ったの。枝豆だから夏過ぎか、お盆のころにちょうどなるくらいだったんですよ。お盆のときにあの子の仏前に供えてあげようと。そのために毎日お水をあげようと思ってた。明日という日はその枝豆が最初かな」と答えてくれた。

神田さんの家は都会ながら、家々の路地があり、下町の情緒が残る街である。その街で、神田さん夫婦は、長男たかひと君、次男よしあき君と暮らしていた。その次男よしあき君が急性骨髄性白血病を発病したのは五歳のとき。それから七年の闘病を経て、十二歳の四月、二度目の骨髄移植のあと、無菌室での激しい腹痛のなかで「なんでなんだよ、なんでぼくだけこんなに苦しいんだよ！」ということばを最後に、息をひきとっていた。

あれから二度の春を迎えている。

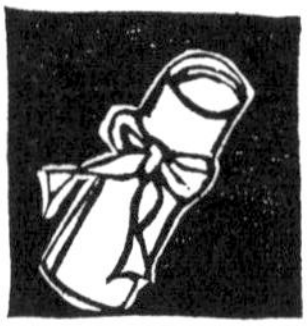

一年間はめちゃくちゃで、とにかく一年間は泣いて暮らしていました。燃え尽きなんですよ。いままで自分が必要とされていたのに、まったく必要とされなくなってしまった。もう病院に行く必要もない、血圧がどうの、熱がどうのこうの、水分をどれだけ取ったか、いままでそういうのが全部自分にかかわっていて、そのなかで自分なりに、私のいまの仕事はこれ、このへんは守らなくちゃ、ってやってきたんです。それがある日を境に、何もする必要がなくなってしまった。

ものすごい衝撃だったんです。みんなはお疲れさまとか、ご苦労さまでしたとかって言うけど、そんなものじゃなかった。七年間、風邪はひけない、熱は出せない、病院へ行くんだから、と張りつめていたものが、もうどうなってもいい状態じゃあないですか。糸が切れた感じでした。

けっきょく病院とも切れてしまって。うちは闘病が長かったから、看護婦さんともつきあいがあったし、先生ともつきあいがあった。それがある日を境にパッとこっちだけを向いてしまうことになる。いちばん最初に病気になったときと同じですね。病気になったときは、いままでふつうに生活してた人たちとまったく違う方向を向かなくちゃいけない、なにか押し出されちゃうような。それがまた、逆にこう戻ってきたんだけど、戻ってきたときに、自分がどこに行っていいのかわからなかったのです。

朝がつらかった。目が覚めたとたん胸が痛い。あの思いというのは……。寝てるときだけが楽なときでした。朝だと思う、いつもとなりに寝ていた子どもがいない、やっぱりいない。ずーんと胸が痛くて、このままじゃいけないと思いながらも泣いていた。とにかくいままでに経験したことのない寂しさだったわけです。恐ろしい寂しさって経験したことがなかった。私、長い闘病のなかで、同じ病院の子どもたちのお葬式にも行っています。自分の子どもがそうなるんじゃないかという思いもありました。想像もしてました。だけど実際にいなくなったときの寂しさというのは、恐ろしかった。ほんとうに恐ろしかった。

葬儀のときには多くの人たちが来てくれて、そしてそれが終わったとき、残ったのは、家族とよしあきの祭壇でした。お花がいっぱい飾られてあって、「いや！　みんな帰らないで、ひとりにしないで！」と心で叫んでいました。

もちろん、家には主人もお兄ちゃんもいます。でも主人は仕事に、お兄ちゃんは学校へ行ってしまいます。私はこれまで病院へ行っていたのに、もう行く場がない。目の前に祭壇があるだけでした。

私が自分でいられるのは、よしあきのクラスメートがやって来るときでした。そのときは、よしあきの母でいられた。私はよしあきのクラスメートに助けられたんですね。

子どもたちは一週間に二、三回、学校の帰りに来てくれて、お茶飲んでお菓子食べて帰るっていうのがあって、そのときは元気なお母さん役でいられた。落ち込んでいても、子どもたちが来ると「おかえり」と言って、そのへんで突っ張れるんですね。そのときはよしあきの話も出るし。大人は来ません。こわくて来ません。近所でも声かけません。でも子どもってそうじゃなくて、そういうのが私にとって、とてもうれしかった。

実際、食事が食べられなくて「病気になるぞ」と主人に言われるのだけど、そのときは「もういいかな、病気になっても。このまま病気になって死んじゃってもいいかな。そうするとあの子に会えるかもしれない」とそこまで思いましたね。それと、自分でもらっていた眠り薬があって、自分なりに溜めてたりして、どうにもたまらなくなったときは「いいやこれがある」と。

そんなもので死ねるわけないんだけど、でもそういうせっぱ詰まった思いが自分のなかにあったんですよ。

あの子にしかられるかな

一方で、こんなことをしていたらよしあきに怒られるかなという思いがありましたね。お兄ちゃんもいるわけだし、戻らなくちゃ、と。私はずいぶんよしあきには「がんばれ」だとかいろいろ言ってきた。私たちはあの子に告知もしていたし、つらい治療のときは、つらい治療、と告げていた。(血液の) 結果がよくないとよしあきとふたりで泣いていたし、だから、そういうこと全部をあの子に話して「耐えなさい」と言い、それに対するフォローは私(母)がする、と言っていたのです。

亡くなって、実際苦しくて自分は逃げてばっかりだったから、これはもしかしてあの子に叱られるかなという思いがどこかにありました。

よしあきの闘病は、親が全部かかえこむというんじゃなくて、彼といっしょにたたかい、治療がうまくいかないと「もうやだ」と駄々をこね、また反対にあの子に助けられたり、でやってきた。そしていま、自分の情けない姿にふっと気づいて「いけないいかな。これはちょっとまずいぞ」と思いだしました。

いまでも、もうちょっと安らかに死なせてあげれたらよかった、と思うんです。みんなは安らかに死んでいったと思ってるんですよ。だけどちがうんです。よしあきの最後は苦しんで、そして「なんでぼくだけなんだよう」ということばを残しました。あの子の最後のことばがこれだったんです。このことばをズーッと抱きしめて生きていくのかな、となんともいえない気持ちでした。

治る治らないということより、泣かせたり、苦しませたりするということのほうが母親はつらいんですよ。病院でよしあきを抱き上げたとたんに、けいれんを起こしたことがあったんです。私が命を縮めちゃったんじゃないかという思いがありました。でも口には出せない。主人に言ってもその場にいなかったから、私しか知らない事実でこわかった。このことを口に出して言えなかったから、よけい苦しかった。私がいけなかったんじゃないかとかいうのがあってね。(子どもを亡くした親の)サポートグループの集まりで、同じ体験の人たちにこのことが話せたとき、「ああよかった」と思えました。

家であの子を看取りたかった。そういうことを聞いてたし、苦しませて死なせたくなかったのです。でも主人は「なんらかの可能性があるのであれば、自分のものがやれる（骨髄移植）のだから、やってみようよ」と言いました。男なんです、母親じゃあないんですね。

よしあきは、やることはやるんだけど、すごく文句を言う子だったんです。お兄ちゃんと喧嘩しても「なんでぼくだけ」って言う子だったんです。だから主人なんかは、あの最後のことばを「あの子らしいじゃあないか」って言うんですよ。「ありがとう」なんて言われたら反対につらいかなと思ったりもしますけどね。

そんな子どもだったから、いまの私の姿を見たら「なんでお母さんだけ……」って文句言って怒るかな、と思ったりしました。

あの子がいないことを体にたたき込む

どん底の思いのなかで、落ち込むならとことん落ち込んじゃえと思ったんです。そこからでした、「もうよしあきがいないということを私の体にたたき込もう」と思ったのが。私の性格では、いないんだということを自分で納得しないとだめだ、と。

そこではじめたのが、学校で何かがあったら見にいく、呼ばれるから行く、ということでした。

最初のころはクラスに行って「やっぱりいない」と泣く。学芸会に行ってもいない。音楽会に行ってもいない。自分で何やってるのかなと思って。でも、いないことを自分でわからないとだめなのよ、と自分に言い聞かせながら、夏の林間学校にも行きました。

林間学校は、本人が「ぼくはたぶんそのころ行けるだろう」と入院中に楽しみにしていたことがあったので、行かなくちゃいけない、なんとかあの子を連れていってやりたいと思ったのです。ほんとうはみんなの後から車でそっとついていくつもりが、学校の好意で「いっしょに行きましょう」と言ってもらえ、写真をリュックにつけ、クラスメイトの子どもたちといっしょのバスに乗って出かけました。

私はもともと小さいときから逃げてばかりの性格で、最終的には親がめんどうみてくれる、という感じで育ったのです。変わったのは、あの子が病気になってからですね。

病気というのはとってもシビアな世界で、やったものは結果が返されてきます。よしあきとのつきあいのなかでは、いろいろなことがあって、結果のわるさに「もうこの子といっしょに死んでしまったほうが楽かな」と思ったこともありました。でも、じっと耐えていたらよくなったりして、わるいことばかりじゃなかったし、ほんとうに楽しいこともいいこともあった。突き落とされ、そしてはい上がる、そのくりかえしの七年間でした。それをやってきた。自分の弱い性格とか逃げたがる性格を知っているから、あの子のいない事実をたたきこもうと思ったのです。

遺骨をめぐっての自己主張

遺骨に関してはずいぶん戦いましたね。「これは負けちゃいけない」と。私はよしあきをお墓に入れたくなかったし、〝入れなくてはいけない〟というものでもないと思っていました。でも主人はそうじゃなくて、私の落ち込み方を見て「いつまでも遺骨があるからいけない。あれがなければ、おまえも少しは変わるだろう」と言うのです。墓に入れなければ気持ちがふっ切れない、入れることで、自分の気持ちをふっ切ろうとする主人が許せなかったです。「そんなのはぜんぜん関係ない。遺骨があろうがなかろうが、よしあきが死んだことには変わりないのだから」と私が主張して平行線のまま、最後は大喧嘩になりました。

最終的にどうしても主人が許してくれなければ、入れてもしかたがないと思ってましたけれど、よしあきをああいう冷たい所に入れなければ、自分がふっ切れないという父親の勝手な思いがすごく悔しくて、「なんでそういうこと言うの」って聞いたのです。そうしたら「自分はそうしないと突っ張っていられない。ほんとうは入れたくないさ、いつまでもよしあきを抱いていたいよ！」とはじめて言ったんです。わあわあと泣いてね。

もともと涙は見せていたけれど、そのときは慟哭って感じでした。それを見て、気持ちがわかったから、入れてもいいか、と思ったのです。そしたら主人が「入れるのやめよう」って言ってくれて、久しぶりにうれしかったですね。あの子が死んでからうれしいと思ったことなかったんだけど、ほんとうにうれしかった。「入れないですんだ」とみんなに電話して、それ以来ずっと家に置いてあるの。

私のもの、私が生んだ、と我を張れたこと。ちょっとでも離したくない、と主張して、その願いがかなったとき、よしあき（遺骨）に「ちゃんと留守番するんだよ」なんて言って、小さな旅行にも行けるようになりました。ここでも少し変化が生まれました。

NHKの取材

NHKからの話があったのが、もうすぐ一周忌を迎える冬でした。よしあきという子はすごい出たがりの子なの。クラスの写真なんかいつも真ん前で、大きな顔で、ぼくがいちばん最初という感じなのです。

その彼がテレビに出たがっていたの。というのはね、たまたま病院のテレビで病気のドキュメンタリーかなんかをふたりで見てたのかな。それが終わったときに「こういうのは、どうやったら出れるの？」って聞くの。化学治療で準無菌室にいたんだけど、「なんでテレビに出たいの」と問いかけたら、「うん、出たら（骨髄）もらえるかも」と言うのです。

あの子、骨髄移植するのに二度ともHLAが一致する人がだれもいなかったんですよ。それを本人知っていたものだから。「ぼくが出たりすれば、（骨髄バンクの）人がふえるかもしれないじゃない」「なるほどね、なにかつてがあったら聞いてみるけどね」と返事していたんです。

テレビの話があったときに、突然そのときの会話がよみがえってきて、NHKのプロデューサーの方に、

「これってすごく変かもしれませんが、番組のためとか、だれのため、というのではなくて、よしあきのためなら、私は出ます。そのためだったら、どんなことでもお話しします。そのかわり、画面によしあきの写真を出してください」って言ったんです。

これであの子に対して少しはお返しができるかな、と思ってね。あの子が鼻高々でみんなに言い

ふらしている姿を頭に思い浮かべていました。プロデューサーは最初「えっ？」と思ったらしいんだけど「それはかまいません。写真も出しましょう」と言ってくださって、ほっとしました。

取材がはじまって、参ったのが（闘病）日記でした。それまで、とてもとても日記など手にふれる気にもならなかった。こわくて。でも、あれを見ないとしゃべれないの。なにかあちこち抜けていて答えられないので、むりやり見たんです。日記は、あの時の情景を鮮明に浮かび上がらせてきました。苦しかったですね。また落ち込んだり、激しく泣いたりしました。でも、そのとき力が少し抜ける。「気が少し楽になったということは、こういうことをやってもいいんだ」と私は考えるようになりました。

卒業式

よしあきが亡くなったのが、四月六日の朝六時、この日は始業式の日なんですよ。だから、あの子は五年生ではなく六年生になっていたんです。三月にはあの子の卒業式があるわけです。私は、心の中でこの一年、精いっぱいあの子のことを思って、そして三月の卒業式にあの子といっしょに私も卒業しようと思いました。それが目標ね。それまでは長い道程であってもそれでもいいやと思っていました。

三月の卒業式に私は行こうと思っていたんですが、主人は「とても行けないよ」と言って逃げましたね（笑）。前の日に担任の先生が家にいらして、学期ごとの通信簿を持ってきてくださったんです。「成績はつけられないけれども、毎日出席だけはしたということにしました」ということでした。そして「たいへん心苦しいのですが、明日の卒業式に自分は『卒業生何人』と読むけれども、その人数によしあき君は入っていない、ごめんなさい」と先生が言うのです。「ぼくとしては入れたい。だけどだめなんです。でもみんなの気持ちのなかには、よしあき君はいて、いっしょに卒業します」と話して、そして「明日はぼくも泣かないでがんばるから、お母さんも泣かないでください」と言って帰られたんです。

私は「大丈夫よ、先生こそは泣いたらだめですよ」と返事していたんだけど、卒業式当日、会場で目を合わせたら、おたがいに涙、涙となってしまいました。泣き虫の先生なんですよ。会場で校長先生もいろんなお話をしてくださって、もう泣けて苦しかったです。

写真もいっしょに撮ってもらったりして。でも卒業証書はやっぱり授与式でいただけなくて、クラスに戻っていただきました。そのときも涙だらけでした。

六年生の初日に逝ってしまったよしあき、この一年、あのときはああだった、このときはこうだったと胸の痛みを抱きしめた日々でした。

「卒業」――何からの卒業かわからないけれど、たしかに私にとっても「卒業」なのでした。

II

成人した子をなくして

約束

秋晴れの空の高さをまばゆく感じながら、赤柴さんの家を訪ねた。武蔵野の面影を愛して戦後に多くの文化人が住んだという、静かなたたずまいの街である。番地を求めてキョロキョロしていたら、ばったり赤柴さんの奥様に出会った。出迎えのために交差点の角で待っていてくださった由。「主人たら、ちょっと緊張しているわよ」とちゃめっ気たっぷりに奥様が告げ口する。

赤柴さんからは、息子さんの看病の話を聞かせてもらうことになっていた。日取りの相談のとき「その日なら合唱団の練習もないし大丈夫です」と言う。赤柴さんは歌うことが趣味で、長いあいだ地域の合唱団サークルにいて、定年後はマネージャーも兼任しているとのこと。おだやかな人柄を感ずる。

テーブルの上には、手帳、ワープロで整理された経過日誌、アルバムなど出され、準備万端という感じである。

アルバムの第一ページ。かわいい便箋に、鉛筆に力を入れた大きな字で「お父さん、お誕生日おめでとう。四十歳だね」と書かれてある。そしてもう一枚、「お父さん、ぼくは友達もできて楽しくやっていますから安心してください」と書かれてある。

「これは?」と問いかける私に、赤柴さんはちょっと目をしばつかせて、「このあいだ家内といっしょに、元康の誕生日に墓参りに行ったときのことなんです。お墓の香炉台に白いものがあったんですよ。見てみたらこの手紙でした。孫たちが書いた息子への手紙なのです。子どもが亡き父親の歳を数えておめでとう、って言うのです。お父さん安心してくださいい、って報告しているんですよ。これを書いた孫が不憫で、墓の前で大泣きしました」。

赤柴さんの長男、元康さんは、二年前、膵臓がんで亡くなった。三十八歳。小学校四年生と二年生のふたりの男の子の父親でもあった。

赤柴さんには、元康さんとその妹のえりかさんというふたりの子どもさんがいるが、元康さんが息をひきとる二か月前、そのえりかさんに結婚後十二年にしてはじめての赤ちゃんが誕生していた。誕生と死、その渦中に、赤柴さん夫婦はいた。

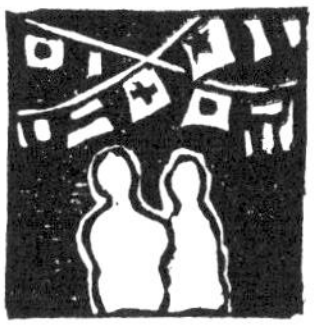

家内から、「元康、調子わるいみたい」と最初に聞いたのは二月ごろでしたか。胃が痛いと検査をしたけどなんともないってことだったんです。おかしいなあとは思っていたんですよね。マンションの近所の病院に入院して一か月調べたけど、原因不明なまま退院して、その翌日に激痛で倒れ

て緊急入院。胆石ということで手術を受けました。

結果は胆砂ということで、私も見せてもらいました。黒くてドローッとしたものでした。その際に膵臓周辺のリンパも念のため調べたとのことでした。たぶん手術のとき、先生も変だと思ったんでしょうね。病理に出されました。そしたら膵臓がんだというんですよ。こんなことってありますかねーっ！

おまけにすぐに本人に「生検の結果、膵臓がんが出た。急いで手術が必要……」とその場で言ったんですよ。その主治医は「ぼくは患者になんでも話す方針です」って胸を張って、あとで私らに言ったんです。告げるにしても、その前に家族にひとことあってもいいんじゃありませんか。本人の状況とか配慮というものも必要ですよね。あまりに無神経というかなんというか、もうお嫁さんなんか怒って怒って、無理もありません。

聞かされた本人は何も言わないで、その後も押し黙ったまま、という感じでした。家族はどう声をかけてよいかもわからず、うろたえていました。なんてことだ、と心底腹立たしく思いましたよ。

その病院への不信感は以前から強かったのですが、ちょうど私の学生時代の同級生に、いまは消化器外科の権威といわれている人がいるのを思い出して、思い切って電話をしたんです。ワラにもすがる思いでね。学生時代以来なんだけど、思い出してくれて、「自宅の近くの病院がいちばんいいんだよ。俺がそこへ手術に行ってやるよ。病院はどこ？」と言ってくれたんです。その病院への連絡、手術の段取りもそのＦ（博士）がしてくれました。

手術を前に家内がごあいさつをしなければと言うし、食事でもいっしょにと思って手術前日、Ｆ

を訪ねていったんです。「赤柴、息子さんいくつだ？　子どもさんは？」と問うんですね。「三十八歳だ。子どもは小学校四年と二年の男の子がふたり」と答えると、「かわいそうにな」とぽつりと言ったんです。そのときはたんに、働きざかりが病気になって、とFが同情して言っていると思ったんだけど……。

それから手術について説明してくれました。「膵臓がんの手術をこれまで何百例とやってきたけど、きちんと取れたのは四分の一。ただし取れても、五年と生きられないんだよ」と。

しろうとって悲しいですね。そんなすさまじい病気とはそれまで思っていなかった。いや、そのときですらまだ、Fが手術してくれるんだから、手術すれば……って期待していましたよ。

手術当日、家内といっしょに病院に向かいました。手術は六時間あまりかかると言われていて、お嫁さんと三人で手術室の前で待ちました。手術がはじまったので、いまのうちに交代で食事を、と私たちは席をはずしたんですね。そして戻ってみたら、お嫁さんが泣いているのです。

「突然手術室の中に呼ばれ、『肝臓も胃も、あちこちに転移があって、取れる状態じゃあない。延命手術として食事がとれるようにバイパス手術だけしておきます』と言われた」と。

多少の覚悟はしていたとはいえ、からだが二つに折れ曲がるほどの衝撃でした。手術が終わってFから説明がありました。お嫁さんから聞いたことと同じでした。

「それじゃあ元康の余命は、あと一年くらい？」と問いかける私に、「いや」「それでは半年か？」「いや」「えっ、そんなに短いの？」と問いなおす私に、「月単位の勝負と思ってくれ」。

もうそれを聞いて頭が真っ白になってしまいました。つづいて「いったんは退院できるが、やがて黄疸が出てきて、衰弱や痛みも強くなるだろう。そのときは麻薬を使って楽に過ごせるようにとりはからうことが大事だ。抗がん剤の治療など必要ない。一日も早く退院して、なるべく多くの時間を家族と過ごせるように。病院には個室を早めに準備してもらうといいな」というHの説明でした。

そうこうしているうちに「患者さんが麻酔からさめました。どうぞ」との連絡が入ったんです。お嫁さんといっしょに会いにいくと、もうろうとしたなかで元康が「まだ外が明るいじゃない？どうしてこんなに手術が早いの？　どれくらい取ったの？」と聞いてくるではありませんか。私はいたたまれず「F先生は手術が早いので有名な先生だよ」とだけ言って、もうたまらなくなってその場から逃げましたよ。お嫁さんが「これくらいよ」と、取れてもいない臓器の大きさを手で示しました。よくぞ気丈夫に、と感謝しました。

いまでも後悔なのです。あのとき、なぜ「手術よくがっばたなー、立派だったぞ」とほめてやらなかったのかと。でもそのときは、余命いくばくもない息子に向かってそんな白々しいことはとうてい口にできませんでした。

告げるのはだれ

Fからは「息子さん若いから、いろいろ整理したいこともあるだろう。事実は主治医から告げてもらったほうがいいかもしれないな」と言われていました。前のことがあったので、主治医が息子に事実を今日話すか、明日話すだろうか、ともう毎日が気が気でなかったのです。病院へ行くのは冷や冷やでした。

ある日のこと、そーっと病室のドアを開けようとしたら、元康がベッドに座ってうなだれている姿があるではありませんか。背中を向け、首を深くうなだれてジーッとしているのです。もう急いでエレベーターホールに戻り、そこにいた家内に「告知された様子だ。どうする？」と言いました。「どうすると言われてても、どうしたらいいの？　困ったわ」と家内もおろおろしています。しばらくそこにいて、今度は家内が見にいきました。「やっぱりうなだれている」と言いながら、青い顔をして戻ってきます。もう病室に行く勇気がなくなり、ふたりで、ため息をつきながら廊下のソファに座っていました。

三十分も経ったでしょうか、そこにお嫁さんがやってきたのです。事情を話すと「そんなはずない。先生は話していないはずよ」と言うのです。不思議に思いながら、いっしょに病室に行きました。元康はなんと、ほら子どもがよくやっている〝ゲームボーイ〟とかっていうやつをやっていただけだったんです。笑っちゃいますよねー。「ああよかった」と、この一瞬の平穏に感謝しました。

でも、問題が終わったわけではありません。元康は手術後回診にくる主治医に毎日のように、「背中の痛みが少しも取れない。お腹がかたい感じがする。経過がおかしいのでは？」と問いかけているのを聞いていましたし、事実はいつか時を見て話しておかなければいけない、と家内と話し合っていたんです。

手術後二週間。仮退院が決まったとき、お嫁さんが先生に依頼にいったのです。そのとき主治医は首を横に振りました。「ぼくからは告げられない」と。

元康に事実を伝えなければ、でもどうやって……と悶々とした思いでした。

退院したその日、元康が「ぼくが中学のとき、おじいさんが、人間は運、鈍、根の三つが備わっていれば大物になれるんだよ、とくに運は大事だ、と言ったことがあったけど、胆石で手術してそこで早期がんだとわかったんだから、ぼくはやっぱり運がついていたんだなあ」としみじみとした顔で言うではありませんか。

そのことばにほっとしながら、一方で何かひっかかるものを感じたそのとき、ポツリと「お父さん、もしだめなものなら、やらなければならないことがいくつかあるんだ」と元康が言った。あっ、ほんとうのこと話してやらなければいけないのかな、とことばが喉に出かかったけれど、私ひとりの判断ではいけないと思い、そこではことばを飲み込んでしまいました。

家に着いてこのときのことを家内に話したら、「それは、隠さないでほんとうのことを言ってくれ、っていう元康のシグナルよ。言ってやらなくちゃあ！」と毅然と言う。ああやっぱりそうなのかな、とそのとき思いました。

お嫁さんやまわりの人たちは告げることに反対でした。まったく言わないというのではないけれど、事実があまりに残酷で、しのびないとのことでした。とにかく時期と状況を見ながら、というふうに思ってはいました。主治医が話さないとなれば、父親が話すしかない、とは思っていましたね。母親や嫁さんでは冷静に話してやれないだろうし……。

私はこれまで息子に権威づらした「オヤジ」として接してきたことはありませんでした。いつか元康が「友達から、おまえの親父は変わっているなーって言われたよ」と話していたことがありましたが、相談されたときは、そりゃあそれなりに真剣にやったつもりだけど、あとは干渉しませんでしたね。そんな感じだったけど、元康に事実を告げる役割は自分がとろう、とは自然に思っていました。

家内と「事実を話そう」と相談して、そのすぐ後にお嫁さんに電話して、私たちの考えを伝えました。最終的にはお嫁さんも了解してくれ、明日、マンションを訪ねる段取りをしました。

その夜、私はまんじりともできませんでした。家内も同様で、朝の顔はたがいにひどいものでした。この家から元康のマンションまで電車で小一時間あまりかかるのですが、そのあいだ、どのように話したらよいかと考えをめぐらせながら電車に揺られていました。車窓の風景はモノクロ写真のようでした。

玄関の扉を開けた元康は、突然の訪問にちょっと驚いた様子でしたが、「今日、お父さんが何しに来たかわかるか？」と言ったら、「うん、だいたい察しがつく……」と言うのです。家には元康ひとりでした。ふたりで居間のソファに並んで腰掛けました。マンションは六階なので、空が窓から大きく見えました。

「あのなあ、おまえのがんは非常に厳しいものなんだそうだ」と言ったら、すかさず「あとどれくらい？　一年くらい？」と訊ねるんだよ。ごまかして「うん、まあそれくらいかな、わからないけど」と言おうと思ったけど、「わからないけど……」ということは、また核心からずれてしまうことになる。この際、ちゃんと言ってしまおう、と思って「いや」と言ったら「じゃあ、あと半年？」と、私がFに尋ねたのとまったく同じに聞くんだ。「いや」と答えたとたん、「えっ、俺、そんなに、先が短いの！」と叫んだんだよね。

顔がひどくゆがんできて、元康は握りしめていたタオルで顔を覆ってうつむいてしまった。肩が大きく揺れ、こらえきれない嗚咽がもれてきました。息子のあんなに泣く姿ははじめてでした。きれぎれに「もっともっとしたいことがたくさんあったのにー、なぜなんだ」と言うんです。親としてつらかったです。代わってやれるものならばと、せつに思いましたね。

やがて、気をとりなおすようにぽつりと「それじゃ、お墓つくらなくちゃな」と言うんですよ。自分が死んだ墓の話なんて、たまらんかったです。「墓はおまえの祖父母の墓地があるから、そのとなりに建てるよ」と話したら安心したような顔をしましたね。そして「お父さん、死ぬときってどんなふうなんだろう？　死んだらどうなるだろう？」と聞くんです。困っちゃってねー。

「おれは化学をやってきた人間だから、そりゃ、無になるということだろうな。死ぬときは、やっぱりだんだん消耗していって、でもいまはモルヒネも使うらしいから、意識がぼやけていくんじゃないか。わからんけどな」と一般的な話をしたんです。そして「俺もあと十三年もしたら、おまえのところに行くから、待っていてくれよ」と話したんですね。そうしたら「十三年？　そんなに先か、寂しいなあ」と言うんです。「まあな、すぐに行ってやってもいいけど、孫見てやらなきゃいけないだろうが」と言ったら、「うんそうだね」と妙に納得した表情でした。

ちょうど山形の知人からサクランボが届いていたので持参したのだけど、元康はそれを一粒一粒口に入れては、ていねいに種をテッシュにとっていました。空を見ながら、放心したように一粒ずつ食べていたあの姿が、目に焼きついています。

まもなく、お嫁さんが帰ってきたんです。すかさず「いま、お父さんからみんな聞いたよ」と言って、「すまない！」と叫ぶように言いました。生きてやれなくてすまない、という意味なのでしょう。お嫁さんも「ごめんねー」と言ってふたりで謝り合いながら、抱き合って泣くんです。かわいそうで見ていられなくて、私の役割も終わったからと思って家に帰りました。

家に着いたら家内が「さっき元康から電話があったの。『母さんごめんよ』って言うの。先に逝くことを詫びるのよ。ああー」と泣きくずれていました。

夏の日々のなかで

退院して一か月はマンションにいたのだけれど、「子どもらが夏休みに入ったので実家で療養したい」と電話がありました。子どもらが、お父さんと遊ぶことを期待するんですね。それにこたえてやれないものだから、元康はせつなくて、また、からだもつらくて静かに過ごしたかったのでしょう。育った家だからゆっくり過ごせばいいと言って迎えました。

いやあ、あの日々は毎日が針のむしろの感じでした。「今日はどうかなー、調子がいいといいけどなー」と、もうそればかり。家内はここぞと、元康の好物を調理して面倒みている。私はすることもなく、ただ念じているばかりでした。元康が奥の部屋から居間にきて寝ころぶ。その姿を息をつめるように見ていましたね。庭に出て人知れずに、ふーっと長いため息を出して、また気持ちを入れ替えて部屋に戻りました。「告げたことが間違いだったのかな。私は冷酷な親なんだろうか」

――自問自答のくりかえしでした。

元康は愚痴らしきことも言わず、耐えに耐えている様子がありありとわかるんです。この世の未練を必死に絶とうとしていましたね。うつ状態の様子でした。そんなとき、私にひどいめまいと頭痛がおそってきました。検査で頭の中は大丈夫といわれましたが、私もうつ状態になっていました。

夏休み、孫の大亮がお父さんのお見舞いと称して遊びにきて、どうしても泊まりたいと言いだした。「お父さん、去年グアム行ったとき、ぼく日焼けで文句言ったでしょう？　もうあんなわがまま言わないから、お父さん元気になったら、また連れていってくれる？」と大亮が聞いたとき、元康は胸がいっぱいになったのか、顔をそむけてしまった。そうしたら「お父さん、ぼくのほうを見てよ。どうして見てくれないの！」とせつなそうに叫んだんです。

その夜は、ふたりがいっしょに布団を並べて寝ました。奥の部屋からは、元康のからかう声と大亮のはしゃぐ声が聞こえてきました。元気なころはいつもあんなふうにじゃれあっていたのに、いまの元康の声はかすれた声でした。

大亮は父親の腕をしっかり握りしめたまま眠りにつきました。そんな息子の寝顔を見つづけていたのでしょう。部屋の明かりが遅くまでついていました。その前を通りかかった家内の耳に、「大亮、お父さんは治りたいよ。生きていたいよ！」としぼりだすような声が聞こえてきたのだそうです。

もう、お腹がぱんぱんで、再入院したほうがいいな、という具合いになってきました。そんなときに次男の亮太が遊びにきました。亮太がおそばを食べたい、と言うので、みんなで近所のおそば屋にいきました。うれしそうに亮太が大盛りのそばを食べるんですね。「亮太はよく食べるね。いいなあ、そんなに食べられて……」と目を細めるように元康は見つめていました。本人が食べたのはほんのわずかしたが、久しぶりの明るさでした。子どものエネルギーってすごいものだと思いますね。

玄関についた元康は壁にへばりつくようにして、荒い息でした。家とは目と鼻の店なのだけど、もう歩くこともつらい様子でした。「こんなに弱ったんじゃあだめだ」とつぶやいて、再入院を希望しました。

抱きしめて

病院に入院したときにはもう身動きもならない感じでしたが、おむつは絶対にイヤだ、と言い張るのです。それで、私が支えて、ベッドからポータブルトイレに座らせてやり、またベッドに戻す役割をしました。痩せているといっても、たいへんな力仕事でした。お尻も拭いてやりました。ティッシュに血がついて……、便器の中も真っ赤な状態でした。下血に吐血という状態で、輸血したものが全部出てしまう状態です。もうお腹は腹水でパンパンでした。

このころは、お嫁さんと交代で看るために、私も泊まり込みでした。家内は毎日、通ってくるのです。以前から足のマッサージしてやったりしていたのだけど、一つひとつのことが、ああ、これもそれも、あとで〝元康の思い出〟となるんだと思ったら、涙が止まらなかった。

元康は寝ていても、しきりに起きあがろうとする。座る体力ももちろんないので、私が思いきってベッドに上がり、元康をうしろから抱きかかえて座らせてやっていました。うしろから抱いていると、あたたかいのです。息子のからだがあたたかいのです。骨ばかりでゴツゴツしたからだ、お腹ばかりが異様にふくらんで……。「いいんだ、寄りかかっていいんだぞ、お父さん支えてやるからな」と言って、こんなふうに抱いてやっていました。

あの日、いったん家に帰っていたのだけれど、危ないとの連絡があったのですぐ病院に戻りました。夜も更けたので、お嫁さんを寝かせ、私が看ていました。もうろうとした意識のなかで、元康は足を曲げたり伸ばしたりをくりかえしていました。一息ごとにうめくようにことばにならぬ声をあげて、なにか死に神に「俺はまだ死にたくないんだ」と、戦っているような感じなのです。

その様子をせつなく見つめながら、私はふーっとベッドのそばで眠ったのでした。突然、看護婦さんが入ってきたのです、「心電図モニターが……」と言って。そのとき元康は大きな息をしました。そしてそのまま呼吸が止まりました。

そのときから、あの苦痛に満ちた表情がサーッと変わり、じつに安らかになったのです。うれしいことなどありようもない日々のなかで、この安らかな顔は、心が癒される出来事でした。退院から一か月あまりの命、と覚悟していたのに、数えてみれば、三か月の月日が流れていました。

運動会

あれから、ちょうど二年。先日、小学校の運動会に行ってきたんですよ。大亮から「六年生で最後だからおじいちゃん見にきて」って言われて。家内がいそいそと弁当つくって、朝早くからふたりで行きました。学校に着いたら大亮が「こっちこっち」と言って、本部テントの横の敬老テントに案内してくれました。「あのさ、ぼく、敬老係なんだ」なんて言って、お茶なんか運んできてくれるんです。その係をよいことに私たちにべったりくっついていたりして、元康もそうだったけど、あの子もちょっと甘えん坊のところがあるんだなーって笑ってしまいました。

その日は晴れた、運動会びよりの一日でした。孫たちのかけっこ、踊り、競技に夢中で応援していましたが、孫の姿が元康にだぶるんですね。ほんとそっくりになってきているんですよ。

私たちは運動会に元康の写真を持って出かけました。敬老席は特等席だから、すごくよく見えるんです。私は息子に語りかけていました。

「おい元康、見ているか？　子どもたち大きくなっているぞ。大丈夫だぞ」って。孫たちの成長を見届けて、元康に報告するのが私の役目ですから。それが元康との約束ですから。

遠き山々

「かいとくに乗ってきてください」との長島さんの説明にしたがって、「快速特別電車」に乗る。外観も座席もふつうの電車なのだけれど、スピードだけは、その名前に反することなくビュンビュン飛ばして速かった。そのぶん揺れが激しかったけれど。

揺れて到着したのは、海の見える街だった。長島さんの家は、小高い丘の白い建物である。案内されて入った居間には、昼下がりの日射しがゆったりと差し込んでいた。仏壇に並ぶ二つの位牌。

「健《たけし》と私の母です。健の病気を知った母は、代わってやれるものならば、と心を痛めていました。健の闘病中に風邪をこじらせて、先に逝きました。健が逝ったのは、その十か月後のことなのです」と長島さんは言う。いまから一年あまり前、長島さんの長男、健さんは脳腫瘍のため二十九歳の誕生日を前にして生涯を閉じていた。

部屋のあちこちに多くの花が飾られている。仏壇の横に、上品な薄あずき色の布に包まれた箱がおかれていた。「健（の遺骨）なんですよ。このあいだまで二階の部屋にいたんだけど、寒くなってきたからみんなのところへ、と思って抱いて連れてきたんです。その掛布は、母の形見の訪問着をほどいて私がつくったものなんです」と長島さんが説明をしてくれる。

「そうですか、抱いてここに連れてこられたのですね」と私はおうむがえしに問いかけていた。このことばに、母としての長島さんの「愛しさ」と「哀しみ」のすべてが込められている感じがしていた。

ふと、テレビの上の写真に目がとまった。青い空と遠くの山々をバックに、若い男女がにこやかに笑っている。「妹さんと健さん？」「いいえ、姉なんですよ。健がいつも『あねきです』と紹介していました」と長島さんが苦笑する。

それにしてもなんという端正な顔立ちの青年なのだろうか。ほんとうにくせのない、美しい顔立ちなのである。青年特有の清々しいまなざしにやわらかな照れが混じって、いまいのちがはじけている、という躍動感すら感じられた。私は、この美しい青年のまなざしに圧倒される思いで写真に見入っていた。

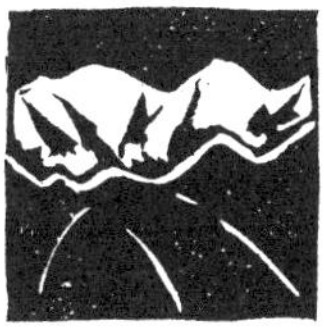

この写真は発病前で、健の案内で家族みんなで上高地に遊びに行ったときのものです。丈夫な人で、それまで病気なんかしたことなかったです。大学四年のとき、けいれんを起こしたんです。大学は信州でしたから私たちは知らなかったのだけど、病院に運ばれ、コンパの翌日だったこともあ

って、脱水だろうとの診断がつけられました。しばらくしてから足のしびれが出るようになり、大学病院で精密検査を受けたところ「脳腫瘍の疑いがある」との診断が出たのです。親戚の者が京都で脳外科医をやっていたので、京都の大学病院で手術を受けました。「グレードIIの良性腫瘍」との説明で、健も私たちも胸をなでおろす思いでした。手術後は放射線の治療も受け、秋には大学に戻りました。

卒業後はそのまま大学院に進み、修士論文に向かって実験などに励んでいましたね。脳腫瘍ということでしたけど、健も私たちも、治った、という思いをもっていました。

定期的にCT検査などを受けていたのですが、就職してまもなくの五月に再発したのです。大阪に就職していたのだけれど、いっしょに京都の大学病院に行きました。MRIの結果を見せられ、「再発しています。もう一度手術が必要です」と説明されました。その説明はもちろん健もいっしょです。健は最初から病気のことはすべて知っていました。

彼の大学生活は「青春の謳歌」そのものの感じでした。そんな張り切っての日々のなかで、突然におそわれた病気でした。なんとか乗り越えようと必死に立ち向かった脳腫瘍の手術だったのです。一回目の手術のあとは、七転八倒の苦しみでした。「あんな体験はもう二度といやだ」とつぶやいていましたね。そしていま再発、再手術だなんて。もう目の前が真っ暗になる思いでした。健は無言のままです。

重い心で、いっしょに京都から大阪のアパートに戻りました。部屋に着いて、お茶でも入れてあげようとお湯を沸かしていました。ふっと振り返ったら、布団を握りこぶしでたたきながら、「せっかくー。なんでなんだ。どうしてこんなことになるんだ！」と声を押し殺しながら泣いている健の姿がありました。病気になってからこんなふうに嘆く健の姿ははじめてでした。

七月に再手術を受けました。その前日、グリオーマという病名の説明があったのですが、それは五年生存率ゼロという恐ろしい病気だとはじめて知らされました。いままでずっと良性のものと聞かされていたのに。手術では「取れるだけ取った」との説明でした。しかし、退院から二週間後の検査で、あろうことか、再々発が見つかったのです。

そのとき、健といっしょの私に向かって「お母さんちょっと」と部屋に呼ばれ、事務的口調で「このままだと、今年いっぱいの命」という説明がなされました。外では健が待っていたのです。私は、その無神経な対応と説明に怒りでからだがふるえていました。

部屋を出ると、案の定、健が「なんだった?」と尋ねてきました。私はなんと答えたか、記憶が確かでありません。しどろもどろする私に健はそれ以上問いただすこともなく、ただ「腹が減った」と吐き捨てるように言いました。近くの食堂で、口もきかずにトンカツを荒々しく食べる健の姿を、たまらない気持ちで見つめていました。

それから、最新治療といわれる〝ガンマーナイフ治療〟も受けました。なにがなんでも健を助けたい、と私たちは必死でした。それも終わり、紹介状をもってこの家から一時間ほどのT市の病院に転院しました。その紹介状を出したとき、脳外科の部長はつぶやきました。「こんな状態でいったい何をしろと言うんだい。A先生からの紹介だからしかたないけどなあ」と。

〝見限った者〟と〝見限られた者〟——それがこの病院の医療者と、患者である私たちの関係でした。やがて〝見限り〟が〝見くびり〟と同義語に感じてしまう状況が待っていました。

聞こえているのに

病院では対症療法的に、脳浮腫やけいれんを抑える治療がされていました。このころは歩行も困難になっていたので、リハビリも提案されました。「リハビリをはじめる」と決まったときの健のうれしそうな顔といったらなかったですね。スポーツは万能でしたから、目標ができたと思ったのでしょう。懸命に取り組んでいました。けれど、からだのほうは、日一日と弱っていく感じでした。

このころには、口もうまく動かなくて、ことばがじょうずに出なかったのです。言語障害のため意思表示ができないのでした。本人が懸命に話す単語の断片と、表情、しぐさを組み合わせて読みとっていくのですが、家族には容易でも、看護婦さんたちは大変だったのかもしれません。

「長島君、今日はどう？　なに、どういうこと？」と真剣に向き合ってくれてはいました。一生懸命の対応はわかるのですが、家族にとって、なにかたまらない響きがそのことばに含まれているのにやがて気づくようになりました。そうなんです。懸命な問いかけや対応が、まるで幼児を世話するような雰囲気なんです。何もできない人、だからわかってあげなくちゃあ、だからやってあげなくちゃあ、ということなのだと思います。やさしさなんでしょうけど、私や看病に通う娘（健にとって姉ですが）は戸惑っていました。

一方で、本人が話せないということは耳が聞こえないとでも錯覚するのでしょうか、「えっ、まだ食事出してたの。食べられないから無駄よ」と本人の前で看護婦さん同士が話しているんです。

病状のことを話題にしておしゃべりするんです。聞こえているんですよ。わかっているんですよ。ただしゃべれないだけなんです。私は耳をふさぎたい思いでした。

私は毎日、ステロイドの副作用を抑えるのに効果があるという玄米を炊いて、それをおむすびにして、病院に運んでいました。

*

静かな時間のなかでお茶をご馳走になっていると、ご主人が帰宅された。思いもかけず、父親の長島さんからも話をうかがうことになった。長島さんは仕事柄か、理論整然と要点をまとめて話す口調である。厳格な父のイメージをもつ長島さんであったが、その人が、健さんを呼ぶときの呼称がいつのまにか「たけちゃん」に変わっていた。背筋をピシッと伸ばしたような雰囲気の人から、「たけちゃん」というやわらかいことばが出てきたとき、部屋の彩りが変わったような気がしていた。

家内と娘と三人で

大学病院でも、T市の病院でも、医師の説明はよくわかりました。日ごろ私はデータの分析を仕事としていますから、現代医学をもってしても九十九パーセント助からない状況であることの意味がわかっていたのです。けれど親として、最後の一パーセントにかけてみたいと思いました。家内が免疫療法のことを調べてきました。直接、その病院に説明を聞きにいきました。科学的にはデータが不十分で、説明の整合性もいまひとつでしたが、できることはなんでもやろうと家族で話し合い、本人も了解しました。科学を知る人間でありながら、科学に背を向け民間療法に挑むことに躊躇するものはありました。が、ただひたすら、ワラにもすがる思いでしたね。

脳外科部長の了解が得られるか不安でしたが「ここまで来たら、あとはなんでもいいですよ」という返事にほっとしました。

転院して民間の免疫療法を受けました。ぼくと家内は交代で三時間かけて通いました。しかし、健は弱っていきました。効果が出ないのです。この日々は希望のもてない、つらく悲しい二か月でした。本人もまた、口には出しませんでしたが、悔しく情けなかったにちがいありません。ぼくは意識して感情を殺し、黙々と息子の看病にあたっていました。

そんななかで、夏の夜空にあがった花火をたけちゃんといっしょに、病室の窓越しに眺めたこともありましたね。差し入れした天丼をうれしそうに食べたりして、そんな息子の姿が思い出されます。

免疫の治療の効果がないまま、ふたたびT市の病院に戻りました。秋になり、容態はわるくなってきました。大部屋では満足に世話をしてやれないと思い、個室に移して、ぼくと家内と娘の三人で二十四時間の看病のシステムを組んだのです。ぼくは大学に勤めているので比較的自由になる時間がつくれました。娘はもう嫁いでいて遠くに住んでいたのだけど、弟のために上京して看病にあたってくれました。婚家先への気づかいもあり、その板挟みで苦しかったろうと思うのですが、弟との時間をかけがえのないものと感じ、すべてを犠牲にしてくれました。

三人で日誌をつけ、申し送りをしながら見守っていました。ある夜、ぼくが行って家内と交代し

ようとしたのですが、家内がぐずぐずしていて帰りそびれてしまいました。健は肺炎を併発してお
り荒い呼吸でした。「このまま、みんなで病院にいよう」ということになったその夜半に、呼吸が
止まったのです。

空

葬儀には、ほんとうに多くの級友が駆けつけてくれました。あらためて、健にはこんなに友達がいたのかと驚かされました。告別式が終わり火葬場に向かいました。鉄の扉の前で最後の別れです。ぼくはそっと健の顔に手をふれてその頬をなでてやりました。やがて遺体はその中に入れられました。ガシャーン！　鉄の扉が閉められたときの音がいまでも耳に残っています。息子への断ちがたい想いを強引に断ち切ってしまうような音でした。

ぼくも六十歳を越えました。この歳になると、多くの人を見送ることになりますね。火葬場で遺骨ができるのを待つ時間というのは不思議なものです。待合室には、お茶や食べ物や、ときにはお酒すら準備されます。ぼくが親父を見送ったときは、大往生だったということもあり皆で酒を飲みながらにぎやかに待ちました。友人、先輩のときは、お茶を飲みながら、たがいに思い出話をしました。

しかしながら息子のときは、とても皆のなかに行く気にはなれなかったのです。鉄の扉が閉められる瞬間、叫びだしそうになるのを必死にこらえていました。もうただひとりになりたかったのです。建物の外に出ました。空は澄んで高く青空でした。ひとりで空をずっと眺めていたら、煙がス

ーッと天に伸びていくのが目に入ってきました。「たけちゃん、おまえさん、ほんとうに逝ってしまうんだな」と思ったとき、頬をツーッと涙が伝っていくのが自分でもわかりました。やがてまわりがぼやけて、何も見えなくなりました。

息子のくるしみ

ぼくは健に大きな期待をかけて育ててきました。親の口からいうのもなんですが、健もまた、そんな期待にこたえてくれるだけの聡明さをもっている子どもだったのです。科学者にしたい、というのがぼくの夢でした。学問を探求する人間になってほしかったのです。

小学校一年生になったとき、買い与えたものがふたつあります。ひとつは顕微鏡で、もうひとつは天体望遠鏡でした。庭の草をナイフで薄くスライスして、プレパラートに載せながら「ほら細胞が見えるだろう」って振り向いたら、たけちゃんの姿がないのです。逃げ足の速い子で、遠くの原っぱで近所の子どもたちと野球をやっていましたね。「あの望遠鏡も顕微鏡も、けっきょくは健がのぞいている姿はそのあとなかったわね」と家内が笑って言うのですが、ほんとうにそうでした。そのぶん、ひどい腕白で、もう何度家内が近所に菓子折りをもって謝って歩いたかわかりません。

あれは、はじめての夏休みの自由研究のことです。当時このあたりの浜でも、ずいぶんあさりが採れたんです。ちょっとすると、バケツに一杯や二杯はすぐになる。それを焼いたりみそ汁にしたりするんだけど、あさりの貝がらには紋様があるんですね。その紋様が、いくつかのパターンに分類できるのです。いったいどの紋様がいちばん多いのかグラフにしたらおもしろいよ、とたけちゃんに言ったんです。大きな模造紙に貝殻を貼りつけ、一覧表のかたちで自由研究にまとめました。親バカでしたが、ほんとうに楽しかったですよ。

ただね、いまでも心に引っかかっていることがあるんです。健は二浪しているのですが、二浪までさせるんじゃあなかった、一浪で引き留めるべきだったってね。進路は彼なりに目指していたことがあったのですが実力が思うように発揮できず、挫折感と明日が見えない苛立ちのなかで、ことばなく閉じこもり、葛藤していました。目指したことが果たして健自身のほんとうの希望だったのか疑問です。

おそらく、それまでの親や周囲の有言無言の期待にこたえなければ、という気持ちと、こたえきれない自分の状況の狭間で、苦悩したのだと思うのです。ぼくは合理的に無駄なく物事を処していく術を心得ているつもりだったので、それを健にも要求しました。それに対して家内は「合理的とか、無駄なくとか、そんなことばは子育てには使わないで」と猛烈に反対をしましたね。そうなんだと今では思います。

二浪後に、彼は自分で大学を決め、この家から信州に巣立っていきました。娘(姉)がしみじみ言いましたね、「健の顔があのとき真っすぐに上がった」って。大きな重荷から解き放たれたようでした。

信州にて

大阪に就職が決まり、三月に引っ越しの手伝いに下宿を訪れたときのことです。朝、二階の下宿の窓を開けて、思わず感嘆の声が出ました。目の前には、雪化粧した雄大な山々が大きく広がっていたのです。外に出てみれば、里は気温がゆるみ、田んぼには黒い土が顔を出しています。木の枝にうっすらあった粉雪が風で舞い、それが太陽に反射して輝きます。こうした風景の向こうに健の顔がありました。「たけちゃんは良い時間を過ごしたんだなー」って言ったら、まあね、と返事をしました。

彼は学部から大学院まで、ずーっと「きのこ」の研究をしていたので、年中、山の中に分け入って実験材料を探しているわけです。山から降りてくると、仲間と下宿の庭で、バーベキューをやったりしていたようです。「長島のチャーハン最高でした」などと、健の料理をずいぶん級友がほめてくれました。酒も下宿仲間とかなり飲んでいたようでしたね。底冷えの信州でこたつに入って、窓の外のつららを折って、それでオンザロックをつくるとうまいんだよ、とも話していました。

いつのまにか、親を飛び越えている息子の姿がありました。それをぼくが強く意識したのは、再手術のころかな。はじめての手術のとき、「もう手術はこりごりだ」と言っていたのに、再手術の決まった後もなにも言わなかった。泣き言も愚痴もぼくには言わない。次々にくる困難を座して迎える、みたいな息子の態度に「たけちゃんはえらいなー」と思わずぼくは感嘆してつぶやいたんだね。そしたら「なに言ってんの親父、気持ちわるいな」って笑うんだよ。そして手術当日、ストレッチャーに乗った彼はヨッと手を出しながら手術室に入っていったんだ。

「健はもうぼくを追い越してしまっている」と強く思いました。面映いような、誇らしい気持ちでした。

闘病中につけた看病ノートを見るかって？　それは見ませんよ。まだ一度も手にすら取っていませんね。見ればどうしたって当時のことが思い出されるでしょう。涙も出てくるかもしれない。涙は出すべきじゃないというか、出したくないのです。闘病中のことは思い出したくないのです。だって、そのことになんの意味がありますか？　そこには前進がないでしょう。過去を振り返って何になる、というのがぼくの気持ちのなかにあります。だから、健の死のことは話しません。人様にそのことを話したのは今日がはじめてのことです。

ぼくは特定の信者ではありませんが、キリスト教にヨブ記の章があるでしょう。あの「神への信仰が本物かを試すために次々と災難に遭遇させられる男の話」です。息子を喪ったとき思いました。「ぼくから息子を奪った。いったいぼくの何を試そうというのか！」って、怒っていました。でもいま、この世に神はいないと思うのです。すべては自然の摂理なのであり、健の死も自然の摂理のひとつで、たまたま私たちをおそったにすぎないと考えるべきなのでしょうね。

ぼくのこれからの日々は、健がやろうとしたことを代わりにやってやりたい思いですね。彼がやろうとしたことはなんだったんだろう？　それを見つけることもぼくの役割だと思っています。

この夏にドイツで学会があったんです。たけちゃん、山が好きだったから、スイスまで足をのばして、アルプスの山を見せてやろうと思いました。遺骨を持っていってやって、雄大な山に撒いてやろうかと思ったんです。憧れのアルプスですからね。でもね、そんなかわいそうなことはできないことにすぐに気がつきました。だって、寒い山に独りぼっちで残してくるなんて、そんなかわいそうなことは絶対にできないですよ。

だからね、写真を持っていったんです。手帳にはさんでね。いたるところで、そうドイツの古い街並みでも、飛行機の中でも、そっと手帳を開いて、語りかけながら旅をしました。

もちろん、アルプスに連れていきましたよ。手帳を開いて、写真を取り出し、「たけちゃん、見えるかい。雄大な山々だよ。おまえさんが好きだった信州の山並みにも負けない、きれいな山だ。よく見てごらんよ。そしてまたいっしょに帰ろう」って語りかけました。手帳（写真）はいつも、胸の内ポケットに入れていたのですが、そこに手を当てると、温かな感じがしたのでした。

同行二人

春、遺族の小さな集まりに参加しての帰り道、「体験者じゃあなければ、ほんとうのつらさはわかりませんよね」とため息をつくように話しかけてきた老婦人がいた。会合のなかで堰を切ったように「息子に告知できなかったのです。だから本人は、どうなっているんだ、なぜなんだ、という思いでいっぱいだったろうと思います。最後のほうは、もう母親の私の顔を真っすぐに見てはくれなくなりました……」とせつなそうに訴えた人だった。

初冬。私は郊外へ伸びる私鉄沿線の風景をぼんやり見つめながら、電車に揺られていた。あのときの松井さんを訪ねての道行である。小さな駅で降り、踏切を渡り、真っすぐに伸びた道を歩いていくと松井さんの住むマンションにぶつかった。そこには「ぶつかった」の表現がぴったりなほどの高層建築が建っていた。道路まで出迎えたくれた松井さんは、「いいところに案内しましょう」と言って私の手を引く。

マンションの裏手、そこは多摩川だった。土手は桜並木で、遠くの鉄橋に電車が走っている。ふっと風が吹いたのか、木から落ち葉が舞った。とてもゆっくりと落ち葉が舞った。思わず「ほお」と感嘆の声が出た。

玄関では「ようこそいらっしゃいました」と松井さんのご主人がにこやかに出迎えてくれる。「長身のキリリとした老紳士」が第一印象だった。部屋の中には、かすかな線香の香りが漂い、サイドボードの上にも、食卓のテーブルの上にも写真が飾られている。

松井さん夫婦の長男、茂さんは、昨年の秋、四十九歳の働きざかりで彼岸に旅立っていった。胆道がんだった。高校三年生の娘さんと中学三年生の息子さんの父でもあったその人の、発病は春のことであり、わずか半年の闘病であった。

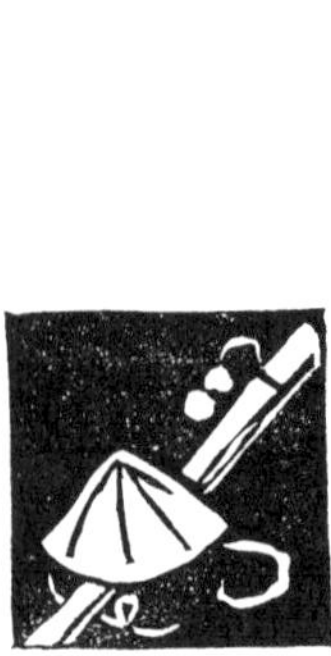

昨年の春のことです。息子から「ちょっと体調がわるくて大学病院に行った」との電話がきました。その結果が出るという日、ぼくも病院についていきました。いやー、ふだんならそんなことしないのですが、ちょっと胸騒ぎがして「暇だから行くよ」と言ったのです。結果は「大きな異常はない」だったのですが、右腹部の痛みが取れないので、精密検査目的で入院となりました。

やがて「本人には内緒で家族の人が来てくださいって病院から連絡があった」と嫁の智子さんから電話がきました。ぼくと智子さんとで、話を聞きました。主治医は机の上に検査データを並べ、「胆道がんがあり、腹膜、骨盤、肝臓などに転移しています。余命は月単位で考えなければならないほど、病状は進行しています。三か月から六か月と考えてください」と冷静な口調でした。外来検査で大丈夫と聞き、胸をなでおろして、まだ数週間しか経っていない。まさかそんな！という驚愕の思いでしたが、そのとき真っ先に思ったのが孫たちのこれからの経済的生活のことでした。「なんとかしてやらなければ」と思いましたね。とにかくいっしょに聞いた智子さんが真っ青な顔なので、支えなければと思い、そのまま病室に寄らずに東京駅まで送っていきました。

息子一家は、そこから一時間あまりのところに住んでいました。相談して、病院には智子さんとぼくとが一日交代で行くことに決めました。

茂の病名は妹である娘にはすぐに話しましたが、家内には言えませんでした。からだが弱いし、なによりも母親としてこの事実は耐えられないだろう、と思ったからです。この日から、ぼくの病院通いがはじまりました。

告知できない

茂は黄疸が強くて手術ができない状態がつづいていました。味覚も落ちるのか、病院の食事には、ほとんど手をつけていません。痩せが日一日と目立ってきました。家内には十日ほどして息子の病状の事実を話したのですが、母親というのは皆そうなのでしょうか、息子が痩せていくのを不憫がり「どうしたらいいの、なんとかしなければ」と、もう居ても立ってもいられないような様子でしたね。

五十一日目にようやく手術にこぎ着けましたが、結果は、お腹中にがんが広がり、黄疸対策と食事通過のためのバイパス手術しかできませんでした。

先生に希望のある告知をしてほしい、と依頼しました。本人への説明内容は「手術をしたら胆道がんが見つかったが、その患部はきれいに切除できた。出血量が多かったので回復には時間かかるが、免疫力を高めるための療養につとめてほしい」というものでした。

事実（余命三〜六か月）を告げること、このことはとうていできないと思いました。だって、茂は精密検査目的で入院したのであり、入院前日は徹夜状態で仕事の段取りをしていました。残してきた仕事に一刻も早く復帰したいと、心をはやらせての入院生活なのです。その息子に「命が限られている」とは、どうしても言えませんでした。嫁の智子さんはぼくの意見に同意してくれていました。主治医にも相談したら「いまの時期となって告げるのは、むずかしいかもしれませんね」と言ってもらえました。そうなんだ、希望をもたせておけば、免疫力が高まる。そのために精いっぱい支えてやろう、とぼくは決意していました。

家内は動揺していました。娘の秋子は「お兄ちゃんの人生を、お父さんやお母さんの一時的な感情で決めていいの！　お兄ちゃん、やらなきゃあいけないことがあるのよ。言わないでどうするのよ」と食ってかかりましたね。「それも一理あるが、この状態でどうして話せる」と娘と言い合いにもなりました。死の恐怖と向き合わなければならない、そのことがどんなに体力を奪うことか、病状のわるいなかで話すことは、茂を心身ともに絶望させてしまうことになる、と考えたのです。

病状が少しでも落ち着いた時期があったら話すことも可能だったかもしれませんが、茂には、安定した時期というのがありませんでした。時間にもっとゆとりがあったなら、ホスピスに入れて、事実を素直に話し、時間をかけて息子の真意も聞き、いっしょに泣いて過ごしてやれたかもしれないけれど……。

いや、もしかしたら、ぼくはこわかったのかもしれません。事実を知って絶望する息子を見つめることに自信がなかった。ぼく自身、年齢からくる体力、気力の衰えを自覚していましたから、苦悩する息子に長時間向き合える自信がもてなかった。息子に生への希望を、という願いは、ぼくの希望を失いたくないという願いでした。

病院の有名人

ぼくが病院に行く日は、家内が台所でソーメンなど茹でてパックに詰めこみます。面会時間は午後二時からだけれど、十一時ごろには家を出ていました。「そんなに早く出掛けてどうするの」と家内は諌めて言うけれど、早く病院へ行きたい思いがしました。途中、デパートの食品売場に立ち寄って、なにか茂が食べられそうなものはないか探しました。持っていってもほんの一口しか食べられない。でもその一口のために、いろいろやってやりたいと思いました。

茂は商社に勤めていて海外の出張も多く、激務をこなす毎日でした。だから、海外ではストレス発散に珍しい物を食べることを楽しみにしていたようです。ふだん別居しているのであまり話さないけれど、たまに我が家に寄ると食べ物の話をよくしていたので、なんとか食べさせてやりたいと思いました。

面会時間は二時から八時で長い時間だけど、退屈というのはなかったです。「親父、そんなに来なくていいよ」と茂がよく言ったけど、「いや、暇だからいいんだ」といって欠かさず行きました。

実際、定年後の身ですから、会社の顧問といっても自由になる時間はたっぷりあったんですよ。

ぼくは茂に、なによりも「世間の風」を運んでやりたいなと思いました。入院で何がつらいといって、世間から隔絶される思いほどつらいものはないですからね。というのはね、ぼくには結核で入院していた体験があるんです。まだ二十代のころの話ですが。結核で、じーっとベッドに横になっていた。すると、世間からどんどん切り離されていく感覚がおそってきます。自分の存在が社会から抹殺されていくようなあせりがありましたね。

そんな体験があるものだから、少しでも社会の動きを伝えてやり、共生しよう、という一心で茂のそばにいることを考えたんです。茂はぼくが持参する日経新聞を待っていてくれるところもありました。ぼくは長年、鉄鋼関係の会社にいて、茂は商社で扱っているのが鉄鋼だったので、あうんの呼吸で仕事のことがわかりあえました。

あるとき、茂が笑って「この病院では親父のことが評判で、有名人らしいよ」と言うのです。配膳のおばさんが言っていたとのことでした。なんのことだろう、と思ったら、年寄りの父親が毎日のように病院にやってきて息子の世話をしている、ということが注目されたらしい。ぼくは七十歳を過ぎているし、きっと大学病院では珍しかったんだろうね。病院では茂の髪を洗ってやったり、からだを拭いてやったり、足洗ったり、あれこれ世話していましたから。これでもけっこうマメに世話をしていたんですよ。

それにしても、大学病院というのはなにか「いびつな」感じがしたなー。最先端の近代医療がなされるなかで、その目的が肥大化したために何かをこぼしていってしまったような感じがした。こぼしたものが何なのか、人間性とでも表現できるものなのかな。システムは肥大化しすぎると、もう個人のささやかな思いや工夫ではどうしようもなくなるね。医師なんかもジレンマの渦を底に抱え込みながら、どうしようもなくあきらめているのが大学病院なのかなと思った。

そんななかで、ひとりの看護婦さんに会ったんだ。茂がひどく信頼を置いているようだった。特別の人ではぜんぜんないんだよ。ちょっと年輩で、自分の子どもさんのことなんかも、ちょっぴり話す人だった。なんというのかな、その人といると、人間として同じ体温で話をしている感じがして安心するんだな。廊下で会うと、なんでもないようにさりげなく、夜の茂の様子なんか教えてくれる。帰り際に姿を見かけると、今夜はあの人がいてくれる、と心がなごんだ。茂が病院のなかで心を開いたたったひとりの人だった。

在宅にて

九月に入っても病状が快方にむかうことはなかった。むしろ死期の訪れを予感するなかで、一日でも多く家族に囲まれて心安らかな日々が送れ、少しでも食事がとれることを考えて、退院させたいと思いました。本人もそれを希望しました。

茂の家から、都心の大学病院へはかなりの距離があります。外来受診のときは、まず早朝にぼくが病院へ行って診察券を出して順番をとり、智子さんに支えられてくる息子を待ちました。食べられないから点滴を受けるのですが、肩で息する病人が外来の固いソファで何時間も待たなければならない状態でした。横にして休ませてやりたい、もう少し早く順番がこないものか、とやきもきしましたが、大学病院ではしかたがないのかとことばを飲み込みました。

けっきょく、通院することも叶わない状態で、嫁の智子さんが保健所に相談に行きました。往診医を紹介してもらおうと思ったのです。K先生が自宅に来てくれることになりました。三十代のまだ若い先生でしたが、真っすぐに患者と向き合ってくれる人でした。

「病院では、みんな手術後元気になっていった。どうして自分だけこんなつらい状況なのか？」と茂が問いかけます。

「その疑問はもっともだと思います。ただ人間の回復にはものすごく個人差があることを知ってください。松井さん自身が希望されることについて全力を尽くしますから、いっしょにやっていきましょう」と話されました。告知していませんから事実の話ではないのですが、それでも正面から向き合って話してくれる人間の存在に希望をつないでいる息子でした。

点滴で栄養は補いきれないということで、Y市の病院に一週間入院し、IVH（中心静脈栄養）をはじめてもらいました。退院の前日、家内と娘と三人で病院へ行きましたら、点滴棒にやっとつかまりながらよろよろ歩いてくる茂に会いました。微熱も出ている様子なのですが「これから（IVHの）説明があるから、ちょっと待っていて」と言うのです。

家に戻ってからの点滴交換の手技を自分で習うというのですが、すさまじいばかりの生への執念と、家族に負担をかけまいとする愛情をこのとき感じて、声も出ないほどでした。退院をして茂が息をひきとるのはこの二日後のことなのですから。

このころは全身むくみでパンパンで、尿が出ず、トイレで二十分も座っているような状態でした。冷や汗でびっしょりです。それでも「尿道の管はいやだ」と言い、家族が支えてトイレに連れていってやっていました。

前日のことです。夕方で電車がラッシュになるから、家内に早めに帰るように言ったのですが、なぜかぐずぐずしています。ようやく茂に「お母さん、帰るけどまた明日くるね」と話しかけました。そうしたら、今度は茂がうんと言わないのです。何度も家内が話しかけている姿がありました。家内が帰路について数時間後、茂の意識がなくなったのです。

その日、朝から中学三年の孫はベッドのかたわらで茂の手を握り、「お父さん、お父さん」とつぶやきながら一時も離れようとしません。休ませようとしても首を横に振るばかりで、父親にからだをそわせて静かに泣いています。孫のしくしく泣く声と茂の荒い呼吸の音だけが、静寂のなかにありました。そんな時間が六時間も経ったでしょうか、昼過ぎに茂の呼吸は止まりました。

企業の人

ぼくはほんとうに仕事人間だった。単身赴任で地方へ行っていたこともあり、ふたりの子どもの学校に一度も足を踏み入れたことがなかったです。運動会も授業参観も、卒業式も知らずにきましたね。茂が社会人となり、やがて家庭をもって、家から出ていった。たまに家にやってくるとゴロリと寝転がって、母親の問いかけるあれこれに「うん」とか「そう」とかあっけない返事ばかりだったけれど、あいつなりにかなりの責任をもちながら仕事をやっていることが伝わってきていたなあー。

ぼくを反面教師にしたのか、茂は自分の子どもたちはえらくかわいがっていて、あちこち休日には連れて歩いているふうだった。だから、茂の命が限られていることを知ったとき、孫の人生を考えずにはいられなかった。「父を亡くしても、そのあと真っすぐに生きていけるだろうか」とね。

じつはぼく自身、小学校四年生のときに親父を亡くしていてね。長男だったものだから、母親の苦労は並大抵のものではなかった。家は分家だったんだけど、母親がしょっちゅう本家の家へ行かせるんだ。男親がいないと、子どもは真っすぐに育たないと危惧したんだろうね。そこには、祖父がいて叔父がいた。「人に迷惑をかけるな。誠実で信頼される人になれ。健康であること」を祖父から身をもって教えられた。それをぼくは茂に伝えたつもりだった。

企業のなかで生きていく、そこに必要なのは、強い意志と実直さなんだと思う。茂は大きくなる責任を背負いつつ、じつに精力的な商社マンとしてやっていた。それを知っているだけに、仕事半ばでの挫折はとうてい耐えられないことだったと思う。

病院に上司が見舞いにきたとき、ぼくは玄関まで送りながら、「じつは……」とすべてをそこで話しました。上司は絶句しつつも最後は「わかりました」と頭を下げて帰っていきました。話すことは、茂がチーフとしてやっていたプロジェクトを息子の手から奪うことになるが、このままでは会社に多大な迷惑がかかると考えました。断腸の思いでしたが、父親の責任としてすべてを話さなければと思ったのです。

茂の告別式でその参列者名と弔電の内容を知ったとき、からだが震える思いでした。ぼくが現役だったとしても、とうてい届かない方々からの弔電でした。「あっぱれ!」と思いました。社会人としての息子がほんとうに誇らしかったのです。気がつけば、ぼくをはるかに越えている息子がいました。

七十歳も半ばを過ぎて、息子が先に逝ってしまった。ポキッと枝を折られた思いです。ただね、病院で茂のそばで過ごした時間は、ぼくの人生のなかのもっとも充実した時間であり、病院へ行くことが正直楽しみだった。あいつが社会のなかで「それなりの人生観をもった人」として認められていたことを知ったとき、ふっと「同行二人」ということばが胸に来たんだね。あの道中をふたりで旅して行く姿。毎朝仏壇に線香あげながら、四季折々のことにふれながら「おまえさんといつもいっしょなんだよな」と語りかけたりしています。

奥穂高

はい、茂が亡くなってこの秋で一年になります。主人は仏壇に向かって「南無阿弥陀仏と唱えるんだよ。霊をなぐさめることが大事だ」と言いますが、私は「やすらかに」などと茂に言いたくはないのです。息子の死を認めたくないから、線香をあげても、ちょっと手を合わせるだけです。

事実を言ってやれなくて申しわけなかった、その思いだけで胸がいっぱいです。息子は生きたかったのです。子どももまだ一人前ではないし、老いた親もいる。まして、仕事が残っていました。どんなにか無念だったろうと思う。目を伏せるようにして、母親の私と目を合わせなかった。

親に問いただすこともなく、怒りをぶつけることもなく、ただ、目を伏せて逝きました。あれが親へのいたわりだったのか、ぶつければ親が困ると思っての思いやりだったのかとも思います。でも、残り少ない息子に残酷なことをしてしまった、という思いは消えません。茂の無念さを、からだ全体で感じとってやることが、慰めてやることなのだと私は思っています。理屈ではない、感情なんですよ。

息子が亡くなった。この事実への思いというのは、老後の世話をしてくれる者がいなくなったというような悲しみではないのです。そんな悲しみはこれっぽっちも思っていません。この世に息子がいない、その事実の寂しさでからだが凍りつきそうです。結婚して別居をはじめてから、私たちは距離をおいて生活してきました。それまでは、子どもはずーっと私のそばにいました。なにしろ主人は仕事人間で、単身赴任なども長年していましたから、母親の私はときに父親の役割もしなければなりませんでした。

茂という子は、手のかからない子でした。心配もあれこれしたけど、ふつうの親御さんといっしょです。三度三度を食べさせることに、なにか一生懸命にやってきた感じで、結婚して離れていった息子の姿をそれなりに受け止めてきました。

ここ数年、九月下旬になると奥穂高に紅葉を見せてくれるのが恒例となっていました。会社の保養所がそこにあるものだから、二泊で連れていってくれるのです。親孝行のつもりだったのでしょう。三年前のことだったか、宿に着いたとたんに主人が熱を出したのです。「たいしたことはない」と主人は言うのだけれど、安静が必要だろうと床をのべて寝かせ、私は茂とふたりで乗鞍岳にドライブに出かけました。真っ青な秋の空と、紅葉で色づいた山々の風景がそれは見事でした。息子とこんなふうに時間を共にできることが夢のようでした。

年に一度の息子との旅行、亡くなる一年前の秋も、私たちは茂から「そろそろ行くよ」と誘いの電話がかかってくるのを待っていました。でも十月に入っても電話はなく「奥穂高の紅葉も終わったね」と主人と寂しく話しました。考えてみれば、そのころから、体調がわるかったのかもしれません。

息子には息子の生活があります。離れていても、そこに居る、ということだけで安心できました。私のひそかな夢は、茂が会社をリタイアするころになったら、時間ができるだろうから、そうしたら日々のあれこれを話してみたいな、じっくりと息子の話が聞きたいなあ、と思っていたのです。

奥穂高はもう、雪の季節なのでしょうね。

*

話が終わったころ、外にはもう夕闇が迫っていた。駅まで、ご主人が送ってくれることになった。並んで歩きながら、あらためて松井さんの姿勢のよさに感心する。会社のOBの人たちと小さな集まりをつくり、いろいろ活動をされている由。この一年、さまざまな人たちと交流しながらも、茂さんの話をしたことはなかった、と言う。

松井さんと別れ、もの思いにふける私の耳に突然、カンカンと踏切の音が鳴り、電車がゆっくり入ってきた。懐かしいような旧式の、短い車両の電車だった。

III

配偶者をなくして

城跡にて

岸さんは、遺族の小さな集まりで、「悪性リンパ腫で夫が……」と消え入るような声で自己紹介をした。四十歳前後の、ひっそりとした優しい面差しの人だった。かよわい様子と「悪性リンパ腫」の病名がひどく印象に残った。その病名を聞いたとき、かつて勤務していた血液内科病棟でのことが走馬燈のように思い出されたのだった。働きざかりの年齢で逝ったあの人、この人。そして、その妻や夫の姿。「共にいたあのとき」が急に胸に迫り、当時の家族の姿が岸さんとだぶった。とても懐かしい感じがした。

半年後、私は岸さんを訪ねることにした。特急列車で一時間あまりの旅である。興奮していたのだろう、その日私はひどく早起きしてしまい、岸さんの住む街に到着したのは約束の一時間以上も前であった。街を歩いてみた。市場の様相の商店街は、開店の準備に人々が忙しく立ち働き、活気があった。

「城跡に行きましょうか」。岸さんが遠慮がちに案内をしてくれる。出会いは二回目。前回は話をしていないので、ほとんど初対面なのであるが、旧知のような思いをおたがいにもっていた。その謎を岸さんが解き明かしてくれる。

「主人が入院中の病棟に、（私に）そっくりな看護婦さんがいたんですよ。なにか懐かしくて」と。「へぇ〜、どんな人だったんですか？」と問う私に、「あのね、とっても元気がよくて、大きな声で明るい人なの」とのこと。

風が吹けば、まわりの人が「大丈夫？」とかばってあげたくなるような雰囲気の岸さんと、いつもアハハと大笑いしているような私の、ふたりの会話がはじまった。

城跡には、日溜まりがあり、たくさんの鳩が遊んでいた。

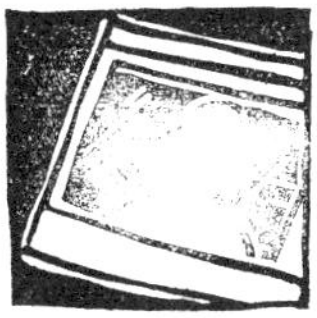

主人が逝って、もう三年になります。四十六歳でした。いま、私がその年齢に近づいています。月日が少しずつ慰めてくれていることを発見したのですが、でも、なんともいえない思いになります。気にかかっていることがたくさんあって、苦しくて。

以前から、新聞に「青空の会」（遺族の集まり）の案内が載っていて、「ああこんな会もあるんだ」とは思っていました。私はひどく話し下手だから、自分のことを話したいとは思わなかったけど、そこに行って同じ体験の人たちの話を聞いてみたいな、と思ったんです。

思いきって出かけてみました。皆さんの話を聞いていると、あっ私といっしょだ、と思うことがたくさんあったんです。苦しいのは私だけじゃあないのかな、と少し楽になりました。

主人は丈夫な人で、若いときからずーっと野球やテニスなんかしている人でした。子どもたちが小さいときは少年野球につきそい、大きくなってからは、近所の同年輩の人たちと「おじさんソフトボールチーム」なんかやっていました。

亡くなる前年の十月ごろに「息がなんだか苦しいときがある」とポツリとつぶやいたことがあったのです。「すぐ病院へ」とすすめたのだけれど「もうすぐ会社の健診があるから大丈夫だよ」とのことばが返ってきました。その健診で、「胸のレントゲンに影があるから、大至急、精密検査を」と言われたのです。念のため入院の荷物をもって国立の病院へ出かけました。結果、そのまま入院となりました。

検査が連日つづくなかで、ある日病室にいたら「奥さんちょっと」と呼ばれ小さな部屋に案内されました。そこには担当の先生がいて、看護婦さんもいっしょでした。机の上にはカルテと、注射器に入った血液のようなもの（検体）がありました。

じつは、そのとき先生がどのように話をされたのか、いまもほとんど覚えていないのです。病名と告知のことを問われたことだけは覚えているのですが、何がなんだかわからなくなっていました。ただ目の前の、「トレイに載せられた赤い注射器」の光景だけがすごく残っています。たいへんな病気なんだ、とその思いがぐるぐる回っていました。

病室へ戻ったら、「どこへ行っていたんだ。遅かったじゃあないか？」と主人がひどく気にした様子で問いかけてきたのです。もう、しどろもどろになって「看護婦さんとおしゃべりしていたら、ついつい長くなってしまって……」とやっと返事をしました。

帰り道に本屋に寄り「悪性リンパ腫」を調べました。胸水が血性ということは悪性のものなんだ、ということを知り、「治療成績」という文字を目を皿にして読みました。「治るかもしれない。いや、きっと治るわ」と思いました。治ると思いたかったのです。

夕日の廊下

病院は、車で一時間弱でしたが、毎日通いました。それまでパートで仕事していたのだけど、なかなか休みもとれないし遠慮があるのでやめました。午後一時から七時まで、病室にいました。ちょうど化学療法後で個室にいたりしたものだから、ふたりきりなわけです。何を話すわけでもなく、窓の外の雑木林をよくいっしょにながめていました。こんなことなら、なぜあのときたくさん話をしなかったのか、とそのことがいまは後悔ですね。とても大事な時間だったのに、話すことはいっぱいあったのに、と思います。

「リンパ腫」と説明を受けていた主人は、良性のものと信じていたようです。病名については主人の兄にだけ伝えてありました。最初の化学療法が終わったあとで先生から、「再発という可能性もあるので骨髄移植を考えたほうがよいでしょう。そうなると本人に病名もきちんと話さなければ治療ができないのです」と言われ、全部話してもらうことにしました。

すべての説明がなされた日、複雑な表情の主人にどう声をかけてよいかわからないまま、「いままで黙っていてごめんね」と言ったら「いままで俺に黙っていたのはつらかったろう」って言ってくれたんです。肩の荷を下ろした思いになりました。

毎日病院へ通う私に、「今日は雨が降っているから来なくていいよ」「今日は雪だから……」と電話をかけてきてくれるのです。たいへんだろう、という思いやりなのだと思いますが、そう言われるよけいに気になり、雨靴に合羽の完全装備で、病院に向かいました。冬の寒い季節でした。骨髄移植にむけて、転院の準備を考えていた矢先に肺炎となり、その治療に二か月。肺炎が治癒したとき、リンパ腫瘤が大きくなっていました。再発したのです。

ふたたび化学治療を受けながら、骨髄移植のための大学病院への転院を待っていて、ようやくベッドが空きました。もう春で、桜が咲いていました。今度は血液の病棟で、主人と同じような病名の患者さんがたくさんいたのです。大部屋での話題は病気のことが多いのですが、主人はそんな話を聞いたり話したりすることをひどくいやがっていました。「移植さえすれば」と思っていたようです。

私にはほんとうに愚痴もなにも言いませんでしたが、あるとき、輸血の開始が遅れたときがあったのです。そのとき、すごく苛立って、「看護婦さんに聞いてきてくれ！」と何度も言いました。私はそのつど看護ステーションに聞きにいったのです。病室から看護ステーションまでそんなに長い距離ではないのに、そのときの廊下の風景が思い出されます。並べられたストレッチャーや車椅子に夕陽の影がうつり、私のスリッパの音が響いていました。

広告紙のメモ

子どもは長男が高校二年生で、長女が中学二年生でした。長男には最初から病名など話していました。とにかくふたりとも運動クラブに入っていたので、夕方遅く帰ってきます。私が夜八時過ぎに病院から帰ってくるのですが、それまでに夕食をすませ、待ってくれている毎日でした。

主人がいちばん気にしたのが「子どもらが『親が病人だから……』と言われるようなことがないようにしたい」ということでした。だからなんでもないように、できるだけふつうに暮らしたいと思っていました。子どもたちは父親の病気のことは、学校にも友達にも話していなかったようです。日曜日、練習試合の後、病院へ立ち寄るために途中の駅で降りる長男に、友達が「どうして？」と問うと、「うんちょっと」とだけ答えていたようでした。

病院は午後から面会なので、午前中だけでもパートで働こうと思ったのですが、なかなかそんな条件では見つからずあきらめました。休職中の主人の給料では、家のローンを払うとほとんど残りません。病院からの請求書の金額は莫大でした。高額医療保障であとで返却されることは聞いていましたが、もう個室の差額代も大きくて、どうしよう、と戸惑うばかりでした。貯金がみるみるうちに減っていきました。だれにも言いませんでしたが、パジャマ一枚、下着一枚新しいものを取りそろえていくことが新たな出費となり、ため息が出ました。

そんなとき、実家の母が、「これを生活費にして、子どもたちにおいしいものでも食べさせてやりなさい」とそっとお金を持たせてくれたのです。とても助かりました。立ち寄るたびにそっと持たせてくれる母の心づかいがうれしかったです。

主人は退院は一度もできなかったけど、化学療法が一段落すると、外泊で週末に家に戻ってきていました。家族そろって、と思うのだけど、子どもたちはやっぱりクラブで練習です。ふたりで「中年夫婦とはこんなものだよ」と苦笑いしたものでした。

夕方、病院に戻る時間になっても、どちらかの子どもが帰っていないことが多くて、そのたびに主人は紙に子どもの名前を大きく書き、「ゆきちゃんへ。お父さんはこれから病院へ帰ります。今日の試合どうだった？　学校で元気に過ごしてください。今度は○日ごろ帰れると思います。練習がんばれよ！　お父さんより」と便りを書いていました。便りといっても、広告紙の裏紙なんかのメモだったから、大小バラバラなんだけど、それらがたくさんたまっていて、その子どもに宛てたメモの束が家に残っています。主人のくせのある字が懐かしいです。

川のほとりで

そうそう、主人にはすでに両親がありませんでした。中学三年生のときに、お父さんを膵臓がんで亡くし、二十歳のときにお母さんを亡くしています。主人は末っ子でした。私と結婚する前も、してからも、両親の闘病のことなどまったく話しませんでしたね。考えてみれば、中学三年というのは長女と同じ歳なのです。主人は病気の不安をこぼすことはなくて、その淡々とした姿に不思議さを感じたりもしたけど、「もしも……」と思うこともあったのではないかと思います。

最近、主人の叔母さんが、思い出話として話してくれたことがあったのです。

「信夫の父さんが死んだとき、信夫は涙も見せんかった。中学生だから偉いもんだ、と思って見てた。信夫の家のそばには、えび川が流れているじゃろ。夕方にな、その土手に座って、じーっと川面を眺めている信夫の姿があった。兄ちゃんや姉ちゃんはもう大きいし、母さんは生活のために働いて忙しかったしな。土手で気を紛らしているんだろう、と思っていたが、夕暮れにポツリに座っている信夫の姿は不憫だったな」と。
主人の胸の内には、かつての自分の姿が、我が子の姿にだぶったときもあったのかもしれません。

骨髄移植

八月中旬に骨髄移植を受けました。病院へ行ってもクリーンルームに入っていますから、ガラス越しに見つめ、インターホンで話しかけるだけなのです。主人の姿でびっくりしたのは、薬を一粒一粒手のひらにおいて飲んでいくのですが、それがまるでスローモーションビデオで見ているようにゆっくりなのです。薬を飲むだけでも大仕事になるほど、からだが弱るのですね。ガラス越しに毎日ハラハラしながら見つめていました。

移植後二週間、そろそろ骨髄が働きはじめるであろうそのときに、突然血圧が低下し肺が真っ白で呼吸困難状態となりました。人工呼吸器が取り付けられ、意識は薬で落とされました。不思議だったのは、意識がない状態でも、子どもたちが「お父さん」と呼びかけると、からだを動かすのです。何かを答えたいのか、からだをしきりと動かすのでした。聞こえているんだ。がんばって、と私は必死に祈っていました。

それから三日後、心臓停止がきました。そのとき、子どもたちは学校だったのです。先生たちが心臓マッサージを開始してくれました。私は「早く早く来て！」とそればかりを念じていました。子どもたちが到着してまもなく、主人の心臓は動きを止めました。

先生から解剖の申し出がありました。私としては、原因を知りたかった。でも主人の兄や姉を思うと口に出せなかったのです。そのとき、高三になっていた長男が「お父さんの原因がわかれば、次の人たちが助かるかもしれない。だから、それをはっきりさせてほしい」と(私の思っていたことと同じことを)言ってくれたのです。張りつめた思いのなかで、なにか救われた思いがしました。

主人の急変の原因は、真菌による肺炎でした。悪性リンパ腫ではなく、移植後の肺炎で命を落としたのです。「骨髄移植をやらなければ、もっと生きている時間があったのに……」と後悔の思いでいっぱいです。骨髄移植が完璧でないことは知っていました。でも、本人がそれに夢をかけている以上反対もできなかった。

一方で、「移植をやらなければよかった……」ということは口に出してはいけないな、と思っています。だって主人の姉がドナーとなって骨髄を提供してくれたのですものね。両親がないなかで、弟をとても大事にしていた姉でした。「自分の骨髄で弟を助けてやりたい」と願った義姉の気持ちを思うと、移植を否定することはできないのです。いまでも移植のことを思うと苦しくなります。

それからの日々

葬儀から以降、何をしていたのかまったく覚えていません。ただ長男の修学旅行がまもなくあり、そこから帰ってきたとき、友達もいっしょで「おばさん、線香あげてもいい?」と言ってお参りしてくれたのを覚えています。子どもには友達がいる、とぼんやりした頭のなかで思っていました。

納骨のあとも私は百か日まで、毎日お墓に行っていたんです。秋から冬になっていたけど風の寒さなんか感じなかった。毎日病院へ通ったようにお墓に行ったんです。寂しくて心細くてお墓で泣いていました。

ちょうどその墓地があるお寺が親戚筋だったからかもしれませんが、方丈さんがずいぶん心配をして「そんなに、毎日お墓に来てはだめだよ」と言うのです。「泣いてばかりいても供養にならないよ。ご主人喜ばないよ。生活考えなくちゃあ。ちゃんと生活しなけりゃあ、ご主人心配で成仏できないだろう」って言われたのです。子どもたちはもう自分から離れて、それぞれの世界で生きているって感じなんだけど、「でも、まだ責任あるな、もう少し大きくなるまでは」って、少し考えられるようになりました。

パートの仕事をはじめました。とにかく知った人と会うのがイヤで、だれとも話をしたくなかったのです。だから知らない人たちばかりのなかにいたけど、ちょっとしたことで、主人の死にふれたときがあったんですね。そのとき「人間は皆どうせ死ぬんじゃない！」と言い捨てた人がいたんです。

毎日の日々を「こらえていこう。耐えなければ」と自分に言い聞かせてきたものが、一挙にくずれていく思いでした。憤りで胸がいっぱいになりました。でも、こんな思いを話せる人はだれもいませんでした。家に帰って、仏壇に向かって精いっぱい愚痴りました。返事が返ってこないのがやっぱり寂しかった。

あの当時から、いまでもしょっちゅう、朝に夕に仏壇の主人に向かって話をしているんです。

いまも見れぬ写真

子どもは子どもの生活が忙しい様子で、父親のことを話そうとしません。とりわけ、高校三年になった長女はむずかしいですね。当時あの子は中学三年でした。私は、看病とその後の哀しみのなかで精いっぱいという状態でした。あのとき子どもたちがどんなふうだったの？　と問われても答えられないのです。

高校に通うようになった娘が、あるときなんでもないように「お母さん、私の受験のとき、何もしてくれなかったよね」と言ったのです。はっと胸をつかれました。事実私はそれまで自分のことしか考えられませんでしたから。娘は高校では、父親がいないことは話していなかったらしいのですが、ある日担任から「授業料が大変なときは奨学金という方法もあるから」と言われた、とのことでした。家庭調書を見て、先生が心配してくださったのでしょう。会社が遺児奨学金の制度でサポートしてくれています。「お父さんが残していってくれたおかげで……」と私が話そうとすると、娘はとたんにイヤな顔をしてそっぽを向きます。私の言い方が説教っぽくて心配性だからいやなのでしょうね。反発的な「わかっているって！　うるさいなー」ということばを残して、ドアがバタンと閉められます。

つくづく親はむずかしいなあ、とため息が出てしまいます。片親だから父親のぶんも、みたいな思いはないのだけれど、でもどうしてよいかわからなくてね。ああこんなとき主人がいてくれたら、相談したり愚痴ったりできるのになー、と思うんです。そうすると仏壇の前にいる時間がついつい長くなってしまいます。

主人の写真ですか？　写真は家の中のあちこちにあるのだけど、テレビの上に三枚飾ってあります。たまにその写真を替えるんですよ。家の中を整理していて、ちょっといいのが見つかったりして「お父さん、こっちのほうがちょっとハンサムに写っているから交換」なんて話しかけながら飾っています。

ただ、いまでも、見る勇気がもてない写真があります。病院のクリーンルームで看護婦さんがポラロイドで撮ってくれた主人のスナップ写真です。いつもはクリーンルーム退室時に、お祝いを込めて皆さんにプレゼントされるものなのだそうです。

病院を去るとき、看護婦さんが遠慮がちに「これを」と写真を渡してくれました。

クリーンルームから、主人が笑顔で出てきてくれることを私は待っていたのに、その願いはとうとう叶いませんでした。

「みー」と「たっちゃん」

夕暮れ時、西に向かう新幹線は、ビジネスマンの姿がやけに目立った。最初は新聞や書類らしきものを見ていた人々も、一日の疲れなのだろうか、やがてうとうと眠りはじめ、ヒューンという新幹線独特の音と、ワゴン車を押す売り子さんの声が時折り響く世界となっていた。私もまた睡魔と出会いつつ、明朝会う原田さんのことを思っていた。私が知っているのは、夫と死別した二十六歳の女性ということだけである。そして「夜も働いているんです。子どもは実家にあずけたままです……」という電話でのことばだった。少し低めのハスキーボイスのせいか、生活の疲れが垣間見えた感じがしていた。

翌朝、ホテルのロビーでぼんやり腰掛けていた私に、「あの～」と声をかけてくれた人は、少し照れたような困惑した表情ながら、笑うと人懐っこい感じがするスラリとした女性だった。急に親しみがわいてきて、「原田さん美人なんだけど、ご主人もすてきな人だった？」と思わず聞いてしまった。「うん。すごーく！」とうれしそうな答えが返ってきた。「あっ、そうだ、写真持ってきたんです」って鞄をごそごそ。タキシード姿のキリッとした感じのおしゃれな男性が一枚出てきた。そしてもう一枚の〝写真立て〟に入ったものは、親子四人で病室で撮ったものだった。「亡くなる十日ほど前の写真なんです」と。ベッドの上で、両親に抱かれるようにいるふたりの男の子（六歳と五歳）は、わんぱく坊やの感じである。ほほえむ妻の横で、上体をかろうじて起こして被写体となろうとしているその人の顔には、胃チューブがうつり、ＩＶＨのラインも見える。タキシード姿の精悍な写真を見たあとで、病室でのあまりに痩せたその姿を目にしたとき、痛ましさにことばが詰まった。

「膵臓がんだったんです。三十五歳でした。結婚して六年。主人ね、理容師だったんです。私、美容師だからふたりでやっていたの。ちょうど今日が月命日なんですよ」。逝ったのが秋で今は冬、まだ四か月である。

「みんなでいっしょにお茶しましょうか」と写真に語りかけ、それをテーブルに並べて、若い夫婦の闘病の日々に耳を傾けた。原田さんは最初、ご主人の達彦さんのことを「主人が」と話していたのだが、いつのまにか「たっちゃん」という呼称に変わっていた。

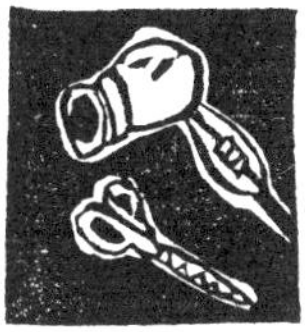

去年のお正月の少し前かな、「なんか背中が重くて、真っすぐに寝られんなー」とたっちゃんが言ったんです。ちょうどお正月は店も休むから養生すればと思ったのね。そうしたら今度は、から

だが黄色くなってきた。急いで近所の病院に行ったら、肝炎という診断で入院となったんです。店は開けたり閉めたり。私たち店舗付き住宅を買っていて、店をやっていたの。美容院ではなくて、床屋のほう。

からだの状態がいっこうによくならない感じで、市民病院に転院したんです。二月はじめのことだったかな。そこの先生、若い女医さんだったんだけど、あるときふたりでいたら「ああちょうどよかった。ちょっと話があるんだけれど、いっしょに来てくれる」と言って、面接室に案内されたんです。レントゲンとかをいっぱい広げて「病気のことなんだけど、膵臓のところにがんができているらしいの。まだ完全にそうだ、と言いきれないところもあるけれど、十中八、九そうだと思う。手術が必要で、その後のことはまた相談していきたい」という内容でした。

聞いた私は「がんだなんて、たっちゃん死んじゃう。死んじゃうよー」って、そればっかり思って、からだの震えがとまらなかった。病室に戻って、こらえきれなくなって、「たっちゃんどうしよう。どうしたらいいんだろう」って言いながら泣いてしまったんです。真っ青の顔をしていたたっちゃんも、パジャマの袖で顔を覆ってしまいました。

たっちゃんって泣く人じゃあないんです。私は泣き虫だし頼りないから、そのぶん、いつもいつもかばってくれている感じだった。でも、その日、声を押し殺して泣いていた。肩が揺れていた。たっちゃんのがっちりした肩が細くなっていく感じがして、「私がしっかりしないと」とすごく思いました。

「たっちゃん、大丈夫やで！　私がなんとしても、治る方法見つけてくるさかいに、やってみよう、な。ふたりでやればできるやんか。毎日病院来るさかい、やろうよ」と力んで言いました。

病院の帰り道、保育園に寄ってふたりの子どもを車に乗せて帰路についたのだけど、そのまま広島に向かってしまいました。広島は私の実家なのです。あてどなく、という感じだったのだけど、たどり着いて母親に話している途中に「あっ、明日も病院行かなきゃあ、約束しているし、たっちゃん心配する」って思って、ちょっと寝て、トンボ返りしました。早朝の高速道路は淡く靄がかかっていました。これまで幾度かながめた風景も、そのときは何も目に入りません。ときどきバックミラーで後の座席で眠っている子どもたちの姿を見て、何度もため息をついていました。

床屋

二月半ばに十二時間にもおよぶ手術がおこなわれました。術後の苦痛を「生き地獄だ」と表現したたっちゃんでしたが、すさまじい気力で、子どもに電話するために廊下を歩いていました。床屋の店はずーっと休業です。

「私ひとりでも店あけようか」と相談したのですが、女ひとりではぶっそうだから無理だ、と反対をされました。私の口から言うのもなんだけど、たっちゃん、腕がよかったんです。だから、けっこう近所のおじさんたちが店にやってきていたんです。

「達彦さんかっこいいから美容師のほうが似合っている」なんて友達に言われもしたけど、たっちゃんの実家が大阪で床屋やっているんですよ。そんな関係で、理容師の修行をけっこう長くしていて、結婚して念願の店をもったんです。もちろん、すごいローンの額です。子どもを保育園にあずけて、ふたりで店やっていました。売り上げが苦しいときは、私がパートで外に仕事に行ったりしてやっていたんです。

そんな生活も、病気で一変してしまいました。とにかくいまは病気をなんとかしなければ、ということで、本屋へ行き、山ほど本を買い込んできました。いろいろな人に話を聞きました。そのたびに、「たっちゃん、いい方法が見つかったで。先生に相談しよう……」と報告したんです。

私は、大人の人が苦手ですごく気おくれがするんだけど、主治医の先生は若くて年齢が近かったので、なんでも話せました。民間療法などもあれこれ相談したんです。先生は「効果がいまひとつ実証されていない。あやしいよ、それは」と率直に話してくれていました。抗がん剤の治療についても、最先端の情報を手に入れて先生に聞いたんです。

「その薬は切れ味がいいといわれているけど、腎機能への負担が大きくてね。でもやってみるだけの価値はある」と言ってもらえたときはうれしかった。たっちゃんも「やってみる」というので、化学療法をはじめました。

そのころ長男の大が保育園で、「ぼくのお父さん」という絵を何枚も描いているんです。それがね、絵がみんな同じなの。なぜかいつも裸んぼうで、大きなお腹の真ん中に、電車の線路みたいにビーッと傷跡がついていて、そして頭の上には髪が四、五本立っているだけ！　思わず苦笑しつつ、たっちゃんに見せたら「ひどいもんだなー」と笑っていました。人一倍おしゃれだったから、脱毛は気にしていましたね。

抗がん剤の治療が終わって退院し、店を再開しました。たっちゃんは体調がわるくて、仕事は私ひとりだけど、でも二階にいてくれるから店があけられます。熱が出たりして苦しい様子なんだけど、でも「家にいたい」と言いました。二階にいると、店の様子が手にとるようにわかるんです。

ハサミを使う音や、ドライヤーの音、蒸しタオルをパンパンたたく音、たわいもない世間話が「とてもおもしろいんだ」と話していました。

家族旅行

五月に「家族旅行をしよう」ということになりました。おたがいに口には出さなかったけど「最後の家族旅行」というのは暗黙としてありました。行き先は、鈴鹿から山科をグルリとまわる三泊四日のドライブです。

鈴鹿は、はじめてデートに出かけた場所なんです。当時、私は十九歳で、たっちゃんが二十八歳かな。たっちゃんがすごく大人に見えました。車が好きで、F1のレースを陽に焼けながらふたりで応援した日々のことなんか思い出しますね。大と祐は、おもちゃのレーシングカーでご機嫌でした。この旅ではほんとうに多くのことを話し合いました。

「もしもやで。もしも俺が死んだら……」とたっちゃんは幾度も言ったのです。「もしも俺が死んだら、あのハサミな、後輩の○○にやってくれ」とか。理容師にとってハサミはかけがえのないものなんですね。冗談めかしてはいるけれど、これはたっちゃんの遺言なんだ、と思っていました。

宿で「たっちゃんは『死んだら……』と言うけどな、残された人間の気持ちってわかる？　残される人間はえろうつらいんだよ」って言ったんですね。そうしたら「あほ、死んでいく人間のほうがつらいに決まっとるがな。そりゃあ、みーが意外としっかり者や、とこの頃わかってきたけど、みーや大や祐がどうなるんかと思ったら、死にきれん気持ちや。死んでいく人間のほうがつらいに決まっとる」と言い返されたんです。

生きているそのあたたかな体温を感じながら、ふたりで「死んだあとに……」と話していることがとても不思議な気がしていました。そのときにはまだ、仮の話として死のことを話す余裕があったのかもしれません。現実はそんな生やさしいものではありませんでした。

交換日記

生活はひっ迫してきていました。私たちに貯金はありません。病院の費用は、大阪のたっちゃんの実家が支払いをしてくれており、生活費は広島が面倒をみてくれていました。ローンの支払いは滞ったままです。「どうするんだ？　店を売って、大阪か広島に引っ越さなければ、どうにもならんだろう」とまわりの人たちは言います。たっちゃんは「ここで親子四人でいたい」と言います。生活保護の相談にも行きましたが、家(店)があるので問題にならない、と冷たい対応でした。

熱がたびたび出て、お腹も張った感じです。苦しそうなんだけど入院はいやがるのです。「九月十二日の佑（次男）の誕生日に家にいて祝ってやりたいから」とたっちゃんは言い張っていたのだけど、幾度も説得して、九月はじめに再入院しました。先生から「もうあまり長くない」と私にそっと話がありました。胸にしまいこんで病室に通っていたのですが、そのころから「どうなっているんだ。なぜなんだ？」とたっちゃんがひどく苛つくようになったのです。

「たっちゃん、いろいろ思っているんなら、先生にちゃんと聞こう。先生に都合聞いてくるからね」と言って段取りをつけました。

先生に向かって、たっちゃんが詰めよるように聞きます。

「前に、手術したほうがいいかもしれないとか、治療やるとか言ってたのに、その後なにもしないのはなぜ？」

「手術というのは、がんで腸が圧迫されているから、人工肛門をつくることだったの。いまの状態では、いろいろなところで圧迫されているから、つくっても改善されない。(化学)治療も効果が出るとは考えられないところまで来ている」と先生が答えます。

「ということは、もうすることがないということ？　じゃあ、あとは……そうか……あとどれくらい？」とたっちゃんが聞きました。先生は困った表情で口ごもっていたら、「あまりないんだね」とたっちゃん。先生がうなずき返しました。

先生が部屋を出ていきました。放心したようなたっちゃんはやがて「ごめんな、ごめんな」って謝りつづけたんです。あとで見たノートにはこんな文章がありました。

《もしこの世に神様か仏様がいて何もしてくれなかったら、俺は地獄の底からでも這い出て、どつきに行く。これだけ俺の精神力、肉体的苦痛と自由、それに俺の内臓あげたんやからもうあげるもんなんかないで。もうこのへんにしといたってえな。俺の家族の幸せを奪うのはもうやめてくれ。やめてください。どうかどうかお願いします》

がんとわかった日から、ふたりで交換日記をはじめていたんです。私もたっちゃんも、あまり話すことがじょうずにできないから、書くことなら正直になれると思って。ほらこんなにノートがたまって、四冊にもなりました。見てください。たっちゃんの字って、小さくて不器用な感じでしょう!?。でも一生懸命に書き綴ってくれたんです。

あの写真を撮ったころだったかな、大阪のたっちゃんの両親が見舞いに来てくれた日のことです。たっちゃんが「外に連れていってほしい」と希望したんです。人手があるから大丈夫かな、と思って、皆で支えて車椅子で外に出ました。「店に行きたい」と言うのです。

家に戻って、下半身をシャワーで洗ってやり、それから腕によりをかけて洗髪し、ブリーチで脱色して茶髪にしあげました。「たっちゃんいい男になったよ」と言ったらうれしそうに笑った。もう何も食べられないけど、「なにか食べる？」と聞いたらうなずいた。冷蔵庫に梨が一個あって、それをむいたら、一口だけだけどおいしそうに食べたんです。

このころは、もう個室に移っていました。ある日、ものすごい悪寒がきました。ガチガチと歯の音がするってほんとうなんですね。突然、「なんとかしてくれ」「死ぬのはいやだ。死にとうない。こわい、こわいよ。みー」とたっちゃんが暴れ出したんです。

うしろから抱きしめて「大丈夫や、私がついている。ほら、そんなに息つめたらだめや」と言ったんだけど「死んだらどうなるんや？　こわいよ。死にとうないんや。息が苦しい！」と泣き叫ぶんです。

〝ああ、先生に話してもらったのは失敗やった。言うんやなかった。ああかわいそうに、どうしたらいいんや〟と思いつつ、「たっちゃん、ほらちゃんと息してみい。私に合わせて、胸の動きわかるやろー。ほら、吐いて、吸って。私のようにするんや。ひとりで死なさへんから、ずーっといっしょについているから、離れへんからな、ゆっくり息するんや！」と叫んでいました。

ふたりとも涙でぐちゃぐちゃでした。どれくらい時間がたったのかわからないのですが、たっちゃんの寝息がやがて聞こえてきました。からだは熱く、窓の外には夕陽がありました。

夜がつらいので、毎日、点滴注射を使って眠らせてもらっていました。次の日だったかな、ベッドの側で腰掛けていた私のところへ、たっちゃんが手を差しのべてきたのです。

「どうしたの？」と問いかけると「みー！　ずーっと好きだったよ」って言ったんです。「たっちゃん。私も愛していたよ。でもおかしいなー、いつも私が『愛してるって言って』て何度も催促して、たっちゃんがしぶしぶ言ってくれていたのに、今日はたっちゃんから言ってくれた。うれしいなー」と言ったら、ほほえんでくれました。

「みーともう少し話していたいから、注射の時間延ばしてもらおうか」って言うから、そうしようと決めて、看護婦さんに頼みました。八時を九時に延ばし、それでも話し足りないような気がして、けっきょく注射は十時でした。たっちゃんは眠りにつきました。

そして、翌朝。たっちゃんは目覚めることなくそのまま昏睡に入り二日後に息をひきとりました。意識もなく、あえぐ息のなかでウーウーと呻くのだけど、その声が「みー、みー」と呼びかけてくれているように聞こえるんです。この二日間、私はずーっと耳元で、しゃべりつづけました。

お酒がやめられない

たっちゃんの闘病中は、表現がおかしいのですが、私は二重人格の人間になったようでした。もうありったけの力を振りしぼってやっていたという感じです。私ほんとうにだめなんです。たっちゃん、がんになって、子どもをちゃんと見ていく自信がなかった。だから、保育園の先生に頼んだんです。

「これから、たいへんな日々になります。店と看病で、大や祐を見てやれない。母親にかまってもらえなくて、ふたりはひねくれるかもしれません。どうか先生、保育園でふたりの様子を見て私に教えてください。親の足りないぶん、よろしくお願いします」と。

毎日、保育園ノートにびっしり、ふたりの子どもの様子、病状のこと、家の状況を書きました。保母さんも、たくさん書いてくれました。

《お昼寝のときになると、必ず保母のそばに来て「せんせ、かたポンポンして」って言うのです。「大ちゃん、このごろ、肩こりがひどいんやなー、よっしゃいいよ」って言いながら、背中をポンポンしてやると、安心したように眠りにつきました。気にかけてもらいたい、さわっていてもらいたいんのでしょうね》と書かれてあった日もあります。

たっちゃん死んでしまって、もう寂しくて寂しくて、いてもたってもいられません。忘れたかった。眠りたかった。だからお酒を飲んだのです。あたりかまわずお酒を飲み、そして、電話をかけまくりました。親、友達と毎日泣いて電話していました。

お酒がやめられない状態になりました。電話では「そんな酔っぱらっていてどうするの、子どものことを考えてもっとしっかりしなきゃあだめでしょう」と叱られることばかりです。酔っていたい。お酒が欲しい。気がつくと、まわりが酒瓶だらけのなかで、眠りこけていました。子どもたちの戸惑ったような顔があります。「なんていうことだ。こんなていたらくで母親といえるのか」と自己嫌悪がひどくなり、そしてふたたび、酒瓶に手が伸びるという日々でした。

店は売り払うことになりましたが、その引っ越しのお金もありません。大阪の実家からは、縁を切りたいという口ぶりで、「店はこちらで片をつけるから、広島へ帰るように」と言われました。もうこれ以上援助できないともはっきり言われました。息子は大事だけど、嫁はいらないのですね。広島からは戻ってこいと言われているのだけれど、戻れる場所じゃあないんです。自分の居場所がない、そのことがいちばんつらいですね。

生活しなけりゃあいけないので、近くの美容院に勤めはじめたのですが、お酒もやめられないし、何もかもイヤになってしまいました。そして、カミソリを取り出して、左腕を切ったのです。心の底では、ほんとうはわかっていました。こんなことで死ねないって。だって身近で壮絶な死を見てきたんですものね。カミソリぐらいじゃあ死ねないと知りつつ、ただ無性に自分を傷つけたかったのです。手首では人にすぐわかってしまいます。だから前腕を切りました。ためらい傷が何本か、そして、ぐさっと力が入ってしまいました。血が吹き出してきて「やってしまった」と激しい自己嫌悪の渦です。

もう仕事はどうでもいい感じがして、しばらく休むと連絡しました。「カウンセリング受けたほうがいいな」と、ぼんやりと思いました。傷も深くて、仕事に差しさわりがあるから、縫わなきゃいけないな、とも感じていました。

そうなんです。私十代のころに、何度か手首切っています。だから対処法だけは知っていたんです。

たっちゃんが入院していた病院に「心療内科」があったことを思い出し、思いきって行きました。でも、予約が必要ということで診てもらえなかったんです。帰り道、フラフラと歩いていたら、外科という看板が目に飛び込んできました。

そこには老いた先生がいて、ただ黙って傷を縫合してくれました。何も問いかけてきません。原因はわかっているだろうに、黙って縫ってくれ、そして「終わったよ」と私の頭をぽんぽんとたたきました。「また消毒においで」と言って、それだけです。

私は一週間、その小さな診療所に毎日消毒に通いました。古びた、消毒くさい診療所の建物が懐かしいような原始的な思いを揺り起こしてくれていました。

「このままじゃあ、だめになる。話を聞いてわかってくれる人がほしい」と思いました。そして思い出したんです。闘病中に集めたたくさんの本のなかに、たしか「遺族の会」のことが載っていたと。どんな会かもよく知らずに電話をにぎりしめダイヤルを回しました。

たっちゃんの日記には「みーは、めちゃ寂しがり屋やから……」と何度も書いてあるんです。私はどうしようもない寂しがり屋です。たっちゃんいないと何もできない感じだけど、あの看病だけは、ものすごくがんばれたんです。たっちゃんと結婚してあんなに濃い時間もったのはじめてだった。いま、なんとか借金を返して、引っ越ししようと思って、子どもを広島にあずけて働いていています。昼間美容院で、夜はスナックで。お酒飲まないようにしています。こんな私でも、大丈夫ですよね。

＊

原田さんは、日記の隅をいとおしそうに指でなぞりながら、そこに書かれたことばを抱きしめるように語っていた。

「たっちゃん、鉛筆で書いていたんです。その字がいつか薄れてしまうことが怖くて、いまワープロで打ち直しています」と言う。ふと「ふたりのその日々を文章にしてみませんか」ということばが私の口をついて出た。「えっ？」と、驚きつつも「たっちゃんを私の手で残すんですね。今日話したように書けばいいんですね。それならできそう」と原田さんの表情が一瞬にパアーッと明るくなっていた。

一か月後の休日。我が家に西の街から速達が届いた。二十五枚に及ぶ原稿の束である。「できましたよ原稿。仕事しながらで大変だったけど、いま私の中ですごい達成感があり満足しています。当然いちばんの読者はたっちゃんです……」というおのろけまじりの手紙の文字が、うれしさに躍っていた。

IV 親をなくして

うす紅色のカーネーション

夕方、空が急に暗くなったかと思ったら、やがて、大粒の雨となった。玄関の軒先で雨をよけながら待っていると、大きな傘をまわしながら、にぎやかにこちらに走ってくる父娘の姿が見えてきた。トレーナーの胸のマークは「アシックス」。ショートカット髪の笑顔がさわやかな、ともみさん十六歳、高校二年生である。日曜日の今日もクラブ活動の練習があり、帰りにお父さんとファミレスで食事の予定、とのこと。

「へぇー、お父さんといつもいっしょなの?」と問うと、「友達に見られるのは絶対イヤだけど、知らないところだと平気だもん!」とちゃめっ気たっぷりに返答する。思わずほほえんでしまう。

帰り時に「お母さんにあげて」と、淡い紅色カーネーションの小さな束をプレゼントした。ともみさんは「エッ、これを私に?」と驚いた顔で、「うれしいなー。お母さんまだ家にいるんだよ。今日クラブが終わったときね、友達がこれから母の日のプレゼント買いに行く、という話をして、あっ、ごめんという表情をしたの。ぜんぜん平気なのに、そんなふうに友達に気をつかわせることがイヤなんだ」とつぶやく。

ともみさんのお母さんが逝って三年である。遺骨はまだ家に置いてある由。「お父さんがお母さんを手放せないの」とそっと告げ口をしてくれた。

お母さんの病気のはじめは、私が保育園の年長さんのとき。えーと十年ほど前だから、お母さん四十二歳だったのかな。乳がんだったから、おっぱいの手術をしたのね。それでも、夏になるといつもプールに連れていってくれた。きっとものすごく水着がイヤだったんだと思うけど、そんなことひとことも言わずに、いっしょに泳いでくれた。それが、お母さんの思い出の最初かな。
お母さんは、若いときからずーっと学校の事務員として働きつづけていて、五つ上のお姉ちゃんも私も、毎朝お母さんの自転車のうしろにつかまって保育園に通ったの。けっこう忙しい感じで、自転車でピューッなんだけど、それでも「ともちゃ〜ん」とのんびりしたふうに話しかける人だった。私の小学校時代は、お母さんはずーっと元気で、病気のことは忘れていた。
あれは中学に入ったころ、いや小学校六年生だったかもしれないのだけど、いっしょに病院についていったことがあったのね。「いっしょに来てくれる?」と言われて、お母さんについていったの。大学病院だったからものすごく大きくて、そのなかをどんどん行くと、奥まったところに「放射線」という場所があった。廊下の天井には太いパイプがいっぱい走っていて、なんか薄暗くて、端に並べられた椅子にたくさんの人が待っていた。

あとでお父さんに聞いたのだけど、あのときお母さんのがんは転移をしていて、そこに放射線を当てるために通っていたらしいの。その前にお母さんの乳がんは、反対側に再発していた。最初の手術からずーっと定期的に受診をしていたんだけど、「あれっ」と気づいたことがあって、病院で検査を受けたのね。「もしかして、もしかして再発かもしれない」とお母さんは放心したように幾度もお父さんにつぶやいていたらしいの。

検査結果が告げられる日、お父さんが会社を休んでいっしょに行くつもりだったけど、お母さんは「ひとりで聞いてくるから大丈夫」と言い張ったんだって。

「雨がザーザー激しく降った日だった。そんななかをひとりで病院に出かけていったんだよ。心細いだろうに、じっと我慢して。そして『再発しているって先生から言われた……。また手術受けなくちゃあいけない。家族だけが頼りよ』とお母さんは泣いて電話してきたよ」ってお父さんが話してくれた。

お母さんは、三歳のときに父親を亡くしていて、母ひとり子ひとりで大きくなったのね。そのせいなのか、ものすごく我慢強い感じで、自分が大変なときでも、他人の相談に乗っているような人だったみたい。自分からあまりしゃべることはないけれど、保育園のときの友達のお母さんとか、子ども会とか生協とか、そんな人たちとずーっと仲がよくて、よくその人たちが訪ねてきていた。

フルーツパフェ

放射線の部屋の前に腰掛けてふたりで待っていたら、お母さんの順番がきた。名前を呼びにきた技師さんが「あれっ、今日は娘さんがいっしょなの。あっそうか、夏休みだものね。わりと早く終わるから待っててね」と声をかけてくれた。お母さんが入っていくとき中が見えたのだけど、大きな機械があって、なにかこわい感じがした。

放射線が終わったとき、お母さんすごく顔色わるくて、具合いわるそうだった。歩くのもつらい感じで、私は、どうしよう大丈夫かな、とドキドキしていた。そのときお母さんが「ともちゃん、食堂へ行こうか、ごはん食べていこう」と言ったの。「やったー」と大声出したら、お母さんが笑った。そのクスッと笑ったのを見て、なにかほっとした。

弱った感じで歩くお母さんにどうしていいかわからなくて、そっと手をつないだの。お母さんと手をつなぐのは久しぶりだった。なんとなく照れくさい感じで恥ずかしかったけど、でも、私がついているからね、とちょっと威張った気持ちだった。

病院の食堂は、パジャマを着た人たちもいて、なにかふつうとはちがう感じのところだった。「デザートも注文してごらん」と言われて、オムライスとフルーツパフェを頼んだの。お母さんは「ところてん」を注文していた。あまり食べられない様子で、私の食べるのを、頰に手を当てながら、顔を少し傾けてうれしそうに見ているの。そして「お母さんのぶんも食べて」と言って、目の前に並べてくれた。ほんとうはお腹がふくれていたけど「うん」と言って、大急ぎで全部食べたの。帰り道、お腹が苦しかったけど、お母さんが少し元気になってくれたみたいでうれしかった。

おばあちゃんとお姉ちゃん

そのころのお母さんは、病院に通ったり、ときどき入院したりしていた。私はクラブ活動ばっかりやっていたからあまり知らなかったんだけど、転移が進んでいっていたみたい。私の家には、おばあちゃんもいっしょにいたんだけれど……、うん、お母さんの母親だよ。お母さんは結婚してからも、おばあちゃんとずーっといっしょだったの。

そのおばあちゃんがね、痴呆というのかな、なにか変になっていった。おもらしをしてしまう感じで、くさいの。それを隠そうとするものだから、よけい変になって、なにか家中が汚くなっていくようだった。だから、おばあちゃんのつくるものが食べられない感じがした。お母さんはそんなおばあちゃんのことを気にかけているようだった。家のことはお父さんがけっこうやってくれていて、お弁当なんかもお父さんがつくってくれていた。

お母さんの病気は進んで、頭にも転移していた。そのせいで顔がゆがんでしまったの。ちょうど避難訓練の迎えのときで、学校のグラウンドにお母さんたちが集まる日があった。ものすごく暑い日で、太陽がぎらぎらしていたそのなかをお母さんも来てくれた。「ともちゃん、お母さんの顔変でしょう？　恥ずかしくない？」とすごく顔のことを気にして何度も聞くわけ。そして、白い帽子にしきりと手をやった。「大丈夫だよ、ぜんぜんおかしくないよ。気にしなくていいよ」と必死に説明したっけ。恥ずかしくなくはなかったけど、お母さんがとてもかわいそうで、かばわなければと思って「大丈夫だよ」と、そればかり言っていた。

その秋から入院したんだけど、腰の骨に転移してお母さんは動けなくなっていた。お父さんは会社に行きながら、毎日夕方に病院に立ち寄っていたの。お姉ちゃんは高校三年生で受験勉強していた。だいたいお姉ちゃんは、すぐ私に命令するわけ。それで喧嘩になるの。テレビのチャンネルのこととか、あんまりたいしたことではないんだけど、お姉ちゃんはすごく強い口調で言ってくるから、くやしくてしかたがなかった。なぜかあの頃よく取っ組み合いの喧嘩をしたの。喧嘩でお風呂の扉をこわして、お父さんから叱られたこともある。

学校はおもしろかったよ。学校へ行ってみんなと会って、おしゃべりをいっぱいして、先生なんかとも冗談言っているのが楽しかった。お母さんの病気のことはあまり考えないようにしようと思っていた。もやもやとした気持ちになったら、なにかからだを動かしていようと思って、クラブ活動に熱中したんだ。ほんとうはそのころ、病院からお父さんに「あと一か月もないでしょう」と話されていたらしいんだけど、私たちは知らなかった。

ある日、原因は忘れたけど、またお姉ちゃんと喧嘩になったのね。そこへおばあちゃんが出てきて「やめな」とか言ってふたりのあいだに割り込んできたの。「おばあちゃんは関係ないでしょう」なんて言ってもみあっているうちに、ガシャーンと音がして、見たらおばあちゃんが食器棚の前で倒れていたの。頭から血を出して、それであたりが真っ赤になるくらい。急いでお父さんに電話したら、すぐに帰ってきてくれて、そしておばあちゃんを病院に連れていった。

傷はたいしたことなくて、すぐに戻ってきたけど、そのときのお父さんは憔悴しきった様子で、「お母さんが大変なときに……」とつぶやいたきり、それ以上のことばはなかった。そのころは、お父さんは夜、病院に泊まり込んで、朝、家に帰ってきて、あれこれ家のことして会社に出掛けていた。

その夜そっと「お父さん、明日の朝は帰ってこなくていいよ。家のことは私たちがするから」と言ったの。

子どもがえり

病院は家から三十分ほどのところだった。以前の大学病院ではなくてふつうの病院。休みの日はいつも病院へ行っていたのだけど、最初、お母さんは大部屋にいたのね。そこには乳がんの人が多くいたみたいだった。大部屋でいっしょだった人も、病気がわるくなると個室になるでしょう。となりが個室で、あるとき、ワーという泣き声が聞こえてきたの。そうしたらお母さん「ともちゃん、イヤホンしようよ」とポツリとつぶやいたの。

お父さんはお母さんのために必死だったみたいで、漢方などの治療をしてくれるという病院をさがしてきた。そしてそこに転院させたの。今度は最初から個室だった。その少し前に、お父さんから「ふたりに話がある」と改まった感じで言われ、「お母さんのことなんだけど、お正月を迎えるのは無理なんだ。これから三人でお母さんを支えていかなくちゃあいけない」という話だった。なんでなんでそんなことが……という気持ちだった。そんなこと嘘に決まってるじゃん、とも思った。

「なんでもっと早く教えてくれなかったのよ」とお姉ちゃんが食ってかかっていた。

「病院の先生もお父さんも、こんなに早く進むとは思わなかったんだよ」とお父さんは苦しそうに答えていた。とっても重い雰囲気だった。

新しい病院では、お母さんの病状は少し楽になったようで落ち着いてきた。お正月が過ぎて、一月二月……。お母さんの看病のために、お父さんとお姉ちゃんと三人で交代で病院にいることになっていた。当番の日は、電車に乗ってひとりで出掛けるのだけど、電車のなかには中学生や高校生がたくさんいて、みんな陽気で笑い声がいっぱい聞こえてくるの。

「私みたいな人はだれもいないのだろうな」と思って、はじき出されたような気持ちだった。それがちょっとつらかったな。

病室へ行くときはお菓子を持っていって、寝ているお母さんのそばでそれを食べながらテレビとか見ていた。お母さんの手は、おっぱいの手術のせいか、パンパンに腫れあがっていて「手、マッサージしてあげようか」と言うと、「うん」と言って手を出すの。「オロナミンCが飲みたい」なんて突然言いだして、「あとで買ってきてあげる」と言ったら「いま飲みたい!」って駄々をこねるんだよ。お母さんなのに、私やお姉ちゃんをあてにして、もう子どもみたいなの。「ともちゃん、○○取って」とか「○○して」とか、もうわがままで困っちゃった。

お姉ちゃんの大学受験は目の前だった。病室に勉強道具を持って詰めていたんだけど、お母さんが好き放題を言うからお姉ちゃんは勉強どころではなかったらしい。つい「もういいかげんにしてよ」とお母さんに怒鳴ってしまったこともあったらしくて、そのことで、あとでずいぶん苦しんでいた様子だった。

「頭に転移していたから、お母さんは子どもに返ってしまったんだよ。ずーっと我慢ばかりしている人だったけど、最後に地が出せたんだよ。あれでよかったと思っている」とお父さんがあとで話してくれた。あのころだったかな、「お母さんをとるか、大学をとるか、どっちかしかないんだ」とお姉ちゃんが苦しそうに話してくれたのは……。

お母さんの危篤状態のなかで、お姉ちゃんは受験の日を迎えた。

お母さんの死

お父さんはもう病院に付きっきりだし、私はひとりぼっちだった。ちょうど中学二年最後の期末試験が近かったの。そうだ、試験がんばろう。お母さんに報告しなきゃあ、そうしたらもしかして喜ぶかも、私それしかできないしな、と思って必死に勉強したの。お母さんのことは友達にも先生にも話さなかった。ふつうに過ごしたかったんだもん。学校へ行けば余計なこと考えなくていいから、学校にはふつうの私がいたから、学校が好きだった。

三月十五日の夕方、家の電話が鳴った。お父さんからで「お姉ちゃんとすぐに病院に来なさい」というものだった。外はもう夕暮れ時で、その暗いなかをふたりで電車に乗ったの。

電車の窓には乗っている人たちの姿がぼんやり映し出されていた。もしかしたらお母さんは死んじゃうのかな、それは困る、困るよ。そんなはずはないよ。あーあ、まわりの人はいいなあ、こんな思いをしなくてすんでいるんだから……と思ったら、涙が出そうになった。それを必死にこらえていた。

病室のお母さんはもうしゃべることもなく、荒い呼吸をしていた。呼びかけても返事はなかった。夜は少しずつ更けていった。「今晩、みんなでいっしょにいよう」とお父さんが言ったの。ジュースなんか買いにいって、お母さんを囲んでみんなでいた。

そのときね、私、「こういうのって楽しいね」ってつい口に出してしまったの。お姉ちゃんがびっくりした顔をしてにらんだ。あのときのことが、いまでもずーっと後悔なの。なんで、あのときにあんな馬鹿なこと言っちゃったんだろう、って。お母さんが死ぬのに、楽しいなんてそんなことないのに。あんなこと言ったから、お母さんは死んじゃったのか……と思っていた。このことをだれにも言わなかったけど、ずーっと後悔だったの。

「お母さんにさわっていいよ」って看護婦さんが言った。お母さんの胸に手を置いたら、胸の温かさが伝わってきた。この温かさを覚えておこう。ずーっと覚えておこう、と何度も思っていた。肩で息しているお母さんの呼吸がだんだん間が遠くなっていって、そして止まった。

私はどうしていいかわからなくてドキドキしていたら、まわりの人たちの泣き声が聞こえてきたの。その声を聞いて、私も大声で泣き出しちゃった。鼻水が出て、顔もクチャクチャで恥ずかしいなーって、ちょっと思ったんだけど泣くことをやめられなかった。泣いたらドキドキしていたのが消えていた。そのぶんものすごく恥ずかしくなったけど。

ピチピチ　チャプチャプ

お葬式の翌日が、中学校の球技大会だったの。それで、学校へ行った。クラブの早朝練習にも参加しようと思って、朝早くから学校の体育館へ行ったのね。体育館を掃除していたら、そこへクラブ顧問の先生がやってきて「山本、おまえどうしたんだ？」とびっくりした顔で聞くわけ。「球技大会だから来たんだよ。私がいないと、球技大会はじまらないじゃん」って言ったら、「ばかだなあ」と言って先生のことばが詰まったの。

担任の先生も「なんで来たんだ？」と聞くから、「あれっ、先生。私がいなくて球技大会勝てる？　勝てるわけないじゃん」って言った。先生は苦笑して「あのなあ山本。人は悲しいときにはちゃんと悲しまないといけないんだぞ。わかるか？　おまえはいま、しっかりとお母さんのことを想っていないといけないんだ」と説教するの。そして私の頭をぽんぽんとたたいて「山本、がんばってクラス優勝させてくれや」って言うから「よっしゃ、まかしといて！」って。

いままであまりお母さんの話をしたことはない。気持ちが暗くなってつらくなるから。ほんとうはね、ずーっと、お母さんなんで死んじゃったんだよう、って夜になると涙が出て止められなかった。それがつづいていたんだけどね。

最近になってからだよ、お母さんの話を少しお父さんとするようになったのは。この前、お父さんと北海道に旅行したのね。北海道はお母さんの好きな土地だったから、お母さん（の写真）を連れていった。そこにはお母さんのお友達がいて、その人にお父さんがボロボロ涙を流しながらお母さんの話をしたの。お父さんもずーっと悲しかったんだ、とそのときわかって、それからお母さんのことを少し話すようになったかな。だから少しずついろいろ思い出してきている。

そこで思い出したんだけど、看病で病院へ行くと、廊下で会った看護婦さんが「今日お母さんお風呂に入ったわよ」とか教えてくれるの。寝たきりだったけど、お母さんお風呂をとても喜んでいた。私がまだ小さいとき、いっしょにお風呂に入ってお母さんの背中をよく洗ったの。お母さん、おっぱいの手術で手がうしろへ行かなくなっていたから、私が背中洗い係だったのね。

看護婦さんに教えられて「ふ〜んお風呂入ったのか」と、なんだかうれしくて　♪おふろ　おふろ　ピチピチ　チャプチャプ　ランランラン♪　なんて、即興でハミングして廊下をスキップしたんだ。いま思い出すと自分でもおかしいけどね。そういえば、お母さん、よくあの歌を口ずさんでいたの。

♪あめ　あめ　降れ　降れ　母さんが　蛇の目でお迎えうれしいな
ピチピチ　チャプチャプ　ランランラン♪

という歌。私の保育園の行き帰りに自転車をこぎながら、いつも口ずさんいた。

おばあちゃんはどうしてる、っていう質問ですか？　おばあちゃんはお母さんが重症になったとき施設に入ることになったの。痴呆がどんどん進んでわからなくなっていたから。もういまは、おばあちゃんはお母さんが死んでしまったことすら、わからなくなっている。何もわからなくて、よく人形を抱いている。

お母さんは小さいとき、あの歌をうたいながら、仕事が終わって迎えにくるおばあちゃんを託児所で待っていたのかもしれない。

日なたとインクのにおい

ある大学で「ターミナルケア」の話をする機会があった。家族の一員が不治の病いとなり、やがてターミナル期を迎える。「そのとき家族は」というのが、中心テーマだった。

いま青年期を生きるかれら、まして医療に携わるわけでもない人たちに「死」や「それをとりまく人々の姿」を語りかけても、違和感をもって迎えられるのではないかと危惧した。だが、授業後の感想を求めた紙には、じつにさまざまなことが書き込まれてあった。比較的多くの学生が、自分の身近な人の死を想起しており、幼少時のイメージでは「死は暗くてこわい感じだった」と書いていた。

そんななかで、《私は小学校六年生のときに父をがんで亡くしました》ではじまる一文が目に飛び込んできた。淡々と当時の出来事や思いが綴られてあるのだけれど、その行間から少女のさまざまな感情がにじみ出てくる感じで、しばらくその文面から目を離すことができなかった。

この感想文の美樹さんは、大学一年生。利発な感じのお嬢さんである。「あれから八年です。父のこと、家のこと、少し話してみてもいいかな、とようやく思えるようになりました」と言う。「家のこと」の話をするとき、少しためらうような、ある決意をするようなしぐさがあった。

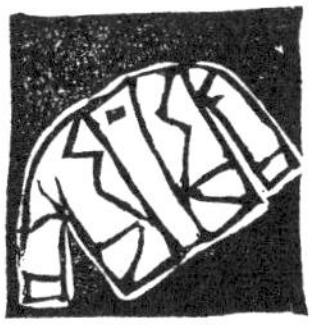

お父さんの発病は私が小学校五年生の終わりごろでした。入院は突然という感じで、お母さんは病院に付きっきりのため家にいなくなり、私たち三人の面倒をみるために山形のおばあちゃん（父方の祖母）が家に来てくれました。当時、上のお兄ちゃんが高校一年、下のお兄ちゃんが中学一年生でした。

お父さんは四十歳です。とっても大きなからだで、身長は一八〇センチもあったのです。だから学生のころはバスケットをやっていて、住んでる街のスポーツ少年団のバスケットコーチでした。私たちきょうだいもバスケットやらされたんですが、お兄ちゃんふたりは運動の才能があまりなく、お父さん、がっかりしたみたいです。そのぶん私に期待したようで、ほんとうは小学校五、六年生から少年団だけど、四年生からみてもらっていました。みんなのコーチできびしかったです。六年生では私がキャプテンでした。

お父さんの病気のことはほとんど知らされていませんでした。いまでもまだ、詳細は聞けていません。とにかく痩せて黄色くなっていましたね。がんで骨にも転移していたと、あとで聞きました。

お父さんの闘病は四か月ぐらいだったのかな。この間、病院に行ったのは、ほんの数回です。お母さんはまったく家にいなくて、学校から帰ると、おばあちゃんがいました。「病院へいっしょに行くかい？」って何度か言われたけど、そのたびに「行かない」と返事してたから、そのうち言わなくなりましたね。幾人かいたバスケットのコーチが「見舞いに行くぞ」と言って病院に連れていってくれました。

とにかく、病院へ行くのがいやだったんです。だから、お父さんとちょっとしゃべってすぐ病室を飛び出していました。病棟の入り口のところはエレベーターホールになっていて、そこに談話室がありテレビがあったんです。そのテレビの前が私の指定席でした。病室を出るとすぐにそこに行って、いちばん前で膝を抱えてひとりでテレビを見ながら、帰るときを待っていました。

談話室の前にナースセンターがあったけど、看護婦さんの姿は印象としてはまったくないです。一度も声をかけられなかったし、実際声なんかかけられたら困ってしまう。どう答えていいかわからないもん。だれからも何も言われないように、じーっとテレビだけを見つめていた感じです。そのとき、番組でなにをやっていたのかは覚えていないですね。

なんでそんなに病院がいやだったのか、ですか？　うーん、なにかとてもこわかった。何がこわいのかわからないけれど、病室にいられない感じがしていました。お父さんの病気を認めたくないというのがあったのかなあ。弱っていくのがわかったんですね。わからない振りをしなくちゃあいけないのかな、と思って、隠そうとする振りをしていたのかもしれません。不安になりたくなかったんです。

病院にいたお母さんが「美樹が来るとお父さん、いちばんうれしそう」って言ってたけど、病院はいたたまれないような、イヤなところでした。

車椅子のコーチ

ある日のことです。いつものようにバスケットの練習をしていたら「コーチが来ているよ」と耳打ちされました。体育館の入り口に、車椅子で押された、痩せちゃって黄色っぽく弱っている、お父さんがいたんです。「行ってあいさつしたら」と言われたけど、からだが動かなかった。正直よろこべなかったんです。「なんで来たのよー」と腹立たしい思いでした。

みんなが弱々しいお父さんを見ている、そのことが無性に恥ずかしかった。スポーツマンそのもののコーチが私のお父さんだった。それが病気になって、目の前の人の姿は……。「なんでそんな姿で来たの、そこまでして来なくたっていいのに！」と私は腹を立ててその場に立ちつくしていました。体育館の入り口から、外の桜の木が見えました。花びらが散って桜吹雪のようになっていました。

あのとき、お父さんは何を感じていたのだろうか、なにか私にひとこと言いたかったのではないだろうか、と思うと胸が痛いです。病院に行かなかったことも含めて、その後悔がずーっとつづいています。だれにも言わなかったけれど、「自分が会いに行かなかったからお父さんは死んだ」とまで思って責めてきました。

当時いつも思っていたのが「ふつうの生活がしたい」でした。なんでもなく暮らしたかったんです。お父さんに会いたくないわけじゃあない。でも、弱っていく人を見ていられない。こわくて見ていられない。矛盾だらけなんだけど、胸の奥では、むりやりでも病院に連れていってほしくて、そうしたらお父さんといっぱい話ができたんじゃあないかと思ったりして……、混乱していますね。

お父さんが息をひきとったのは、こんなことがあってから一か月後のことでした。

葬儀

亡くなったその日、ちょうど友達と買い物に行っていて、店内放送も入ったらしいのだけど気づかなくて、家に戻ったら隣のおばちゃんがあわてて教えてくれました。お兄ちゃんが病院へ行くところで「おまえは家にいろ」と言われました。私は何がなんだかわからないながらも、「なに言ってんの、死ぬわけないじゃん、なんでみんなで嘘つくのかな」と思い、また「死ぬなんて、そんなことひとことも言わなかったじゃん。なんで私に言わなかったんだ」と腹立たしく怒っていました。

しばらくして、おもてが騒がしくなり「お父さん帰ってきたよ」という声が聞こえました。寝室にお布団が敷かれてそこに寝かせられました。私の家は新築したばかりで、完成して数か月でのお父さんの病気でした。この家はお父さんの夢でもあったのです。だから自分の部屋に寝かせてあげようということだったのだと思います。

お母さんはひどくやつれ、疲れきった様子で泣きくずれていました。私は、信じられず泣けなかった。状況もよくわからなくて、自分の部屋に戻って「なんなんだ」と考えたのです。なんでうちのお父さんが死ななくちゃあならないの、わるいことなんかしていないのに。なんで自分がこんな目にあわなくちゃあいけないのよ。でも怒ってもしかたがないことなのかな、と自問自答していました。

お父さんとはもうしゃべれない、もう遊んでもらえない。「お父さん、死んじゃったんだよね」と口からつぶやきが出ました。そうしたら急に涙がこぼれそうになりました。あわてて布団にもぐってこらえたのです。だれかが心配する。泣いているの知られたくないと必死で思いました。

葬儀の日、クラスの子や、バスケットの仲間が来てくれていました。なにかぼんやりした感じで、自分のことのように思えませんでした。

お父さんの遺体が帰ってきてから、そのそばでお兄ちゃんが「なんでなんだよう」と幾度も叫び、こぶしで畳をたたいて、泣いていたのを覚えています。あのころ、お兄ちゃんはずーっとお父さんとうまくいっていなかった。反発し喧嘩していました。そのまま急にお父さんがいなくなったのです。お兄ちゃんの叫びは、話をすることもなくお父さんに死なれたからなのだと思います。

たかし君（真ん中のお兄ちゃんのことは、いつも名前で呼んでいました）がどんなふうだったかは、ぜんぜん覚えていません。人づきあいが苦手で、いつも気をつかっている感じだから、部屋の隅にひっそりいたんだろうと思います。

お母さんとは喧嘩ができない

それまではお父さんに頼りきったような感じのお母さんだったのですが、そのお母さんがぼそっと「強くならなきゃね」とつぶやいたのです。とにかくお金がないので悲しんでいる暇はない。自分が働かなくちゃあ、という感じで、一か月後から働きだしました。家のローンはお父さんの生命保険で払えたようです。

仕事場は家の近くだったので自転車で通勤し、昼休みに買い物をしておき、夕方六時半ごろまで、いつも残業をしていました。そして夜遅くまで、家のことをあれこれしていましたね。だから、生活のなかでひもじい思いをしたことはないし、品物もすぐ買ってもらえた。子どもにみじめな思いをさせたくないという思いが強くあったみたいです。

生活の不自由さはなかったけど、緊張が伝わっていました。お母さんは休む暇なく働き、必死というふうなのです。こうした反動か、休日には「頭が痛い」とよく寝ている姿がありました。子ども心に、あーあ、しょうがないなあーと思っていました。性格的にはあまり几帳面な人ではないですね。ちょっとずぼらかな。とにかくお父さんが死んだとき、お母さんは四十一歳だったけど、いままでずーっと走りつづけてきている感じです。

私は中学に入ると腰を痛めてバスケットはあきらめ、卓球をはじめました。中学も高校も、クラブの部長をやり生徒会もやってきたんです。高校も大学も受験は自分で決め、奨学金などもひとりで手続きをしてきました。この八年、ほんとうにがんばってきました。

お父さんの話は家では一切しません。だれもしません。タブーという感じで触れてはならないもののように感じていました。お母さんは話したかったのかもしれませんが、泣くから……。泣くとどうしていいかわからなくて困るから、触れないようにしてきました。お母さんとは喧嘩ができない感じでした。お父さんが死んだときのあまりに傷つき疲れたお母さんの姿が、いつも脳裏にありましたね。「あなたがいるからがんばれる」と言われていたので、その期待にこたえたいと思っていました。

お兄ちゃんとたかし君

お父さんとお兄ちゃんはわかり合えないままに「死」がありました。お兄ちゃんの「なんでなんだよう」の叫びは後悔なのかな、と思います。お兄ちゃんという人は内弁慶で、外見はものすごく責任感が強い感じなのだけど、もろいんです。自分が長男だからちゃんと一家を支えていかなくちゃあみたいな思いがあって、だからまわりの評判はいいんです。でも、いろんなことができなくて、すごくイライラした感じでした。

私の家は新築なんだけど、家の中は、ドアも壁もぼこぼこの穴だらけです。お兄ちゃんが暴力をふるって壊したんです。高校出ていちおう専門学校も行ったけど中途半端で、就職しても長つづきしなくて、という感じでした。

お兄ちゃんはお母さんや私には暴力をふるわなかったけど、そのぶんたかし君に向かっていっていました。たかし君って、むかしからなんとなく要領がわるい感じでモタモタしているのです。だから、なにかあるとお兄ちゃんが怒鳴りだし、喧嘩になるんです。喧嘩といっても、たかし君はやられっぱなし、という感じで、性格的にますますオドオドした、落ち着きのない感じになっていました。

ある日いつものようにお兄ちゃんが怒りだし、たかし君を殴ったのです。たかし君も向かっていきました。鼻血が吹き出し、血だらけのなか殴り合っていました。お母さんは「やめなさいふたりとも！　お願いだからやめてちょうだい！」と半狂乱のようになって叫んでいました。ふたりの喧嘩はお母さんが泣くことでしか止められず、それからお母さんは、ふたりが喧嘩しないように気を張って見張っていました。

私は、こんな家がたまらなかった。お兄ちゃんがこわかったし、なにか中途半端な生き方が許せない感じがしました。たかし君には「意気地なし」といつも心の中で悪態をついていました。たかし君はけっきょく高校に行ったけど、人づきあいがうまくいかず、中退してしまいました。通信教育で、それでも高校卒業の資格は取ったけど……。

お兄ちゃんが少し落ち着きはじめたころ、今度はたかし君が突っかかるようになりました。つまらないことで、お母さんに言いつのるのです。たかし君は卑怯です。お兄ちゃんではなく、弱いお母さんを相手にするのだから。部屋の掃除をめぐって、お母さんを殴ったことがありました。お母さんの顔半分が青あざになりました。本人もさすがびっくりしたのか、それからは手を出すことはなくなりましたが、弱虫は相変わらずでした。

どうしてこんなことになるのか、お父さんさえいてくれたら、と幾度思ったかしれません。お父さんがいれば、兄弟の喧嘩は止められるでしょう？　お母さんは泣いて見張っているだけ。情けないですよ。母親の無力があまりに悔しくて、わるいとは知りつつ「お兄ちゃんやたかし君がおかしいのは、お母さんの育て方が間違ったからでしょう！」と言ってしまったことがあります。お母さんは「そうかもしれないわね」と答えました。疲れきった表情でした。

苦しい

私は中学、高校の六年間、お兄ちゃんともたかし君ともほとんど口をきいていません。大嫌いで、早く大人になって縁を切りたいと、それはかり思っていました。

なんていうのかなー、うまくいえないけど、私の中で、どうがんばっても思い通りにならないことってあるんだよなーと、妙に冷めたというか、あきらめた感情がありました。お兄ちゃんとたかし君の喧嘩がこわくて、自分の部屋の中に閉じこもっていた。こわくて泣いている自分がいやで、また何もできない自分が許せない気がしたけど、どうしようもなかったのです。とにかく家にいたくなかった。でも行くところもなかった。早く大人になって出ていこう。決意はそのことばかりでした。

中学も高校も、学校ではけっこう友達もいておしゃべりして楽しく過ごすんだけど、家の玄関の扉を開けるとき、気が重かった。ため息が出て、友達と笑った頬がひきつる感じでした。友達とはなんでも話せる感じで、お父さんが死んでいないことは少し話せていたけど、お兄ちゃんたちのことは絶対知られたくないと思っていました。同級生たちのあどけない様子がうらやましくて、「やっぱりお父さんのいない家庭だからかな……」と妙にコンプレックスに感じていましたね。

私たちきょうだいの部屋は二階で、お母さんの部屋は一階です。ふと夜中に起きて一階のトイレに行ったら、お母さんが仏壇の前で泣いていたんです。見てはいけないものを見てしまったような思いがして、そっと部屋に戻りました。お母さんがひそかに泣いている姿はそのあとも何度か見ています。

お兄ちゃんたちのいいかげんな生き方がイヤだったから、自分だけはしっかりと自立した生き方をしようと思ったのです。そのためには大学にも行こうと思いました。私だけはまともで、お母さんを安心させたいとも思っていました。

でも、苦しいんです。世間体を気にする私。自分のすべてをあからさまにできない私。どうしようもなくわがままが言いたいのにそれをぶつけられない私。いつもがんばって、ものわかりがよい私。自分を出せない。人に甘えられない。なぜ!! と叫びだしたくなります。

いま、お兄ちゃんが働きだし、たかし君も倉庫の警備の仕事などをやっています。

ちょうど一年前のことです。お母さんの甲状腺が腫れて手術をすることになったんです。がんということばが頭にこびりついていて「えっ、お母さんまで」と思ったら、からだの震えが止まらなかった。「もう大きいのだから、お母さんの入院中も大丈夫よね」と言われて、うなずいたけど不安で不安でどうしようもなくなっていました。

入院でお母さんがいなくなったその夜、不安でしかたがなくなり、めちゃくちゃに食べたんです。食べることをやめられなくなっていました。そうしたら、夜中に急激な腹痛がきたんです。お兄ちゃんたちには言えなくて、ベッドでころげまわっていました。朝になって、ひとりで救急外来に行きました。そこで「急性胃腸炎」と言われて、一日点滴など受けて症状が治まって家に戻りました。部屋に帰ったら、涙が止められなくなってワーワー大泣きしました。

お母さんの腫瘍は悪性のものではなかったようです。いまでも思い出すとゾッとするんですが、お母さんが死んでしまうかも、ということはほんとうに恐怖だったのです。

夕暮れどきの横顔

お父さんの思い出は、いろいろあります。小さいころは夏にみんなでキャンプに行ったんです。「ほら二人でかかってこい!」なんてお父さんが叫んで、きょうだい三人でお父さん相手にプロレスごっこをしたりしました。河原のゴツゴツした石の上でバーベキューをしたとき、煙がけむいと大騒ぎ。お父さんの田舎は山形で、その川は「流しそうめん」ができるほど水がきれいでした。

お父さんが死んでからは山形へ行くこともなく、おばあちゃんが訪ねてくることもなくなってしまいました。でもね、おじさんが訪ねてきたことがあったんです。お父さんのお兄さんです。そのおじさんがお父さんにそっくりなんですね。なにかうれしくて「お父さんてこんな感じかー」って思っていました。けっこうカッコいいんです。

そのおじさんが、私がまだ小さいとき「美樹はお父さんのおっぱい吸って大きくなったんだぞ」とよくからかっていました。お父さんの膝は私の特等席で、いつも独占していましたね。あぐらの膝の中にすっぽり入って、目の前の、お父さんの晩酌のおつまみをつまんでいました。

お父さんの手は大きくて、機械の油が手にしみこんでいました。お父さんの膝にいると、お父さんのかすかなにおいが伝わってくるんです。それが何なのかわからなかったのだけど、あるとき、インクのにおいだったんだと知りました。お父さんの作業着、そこからはインクのにおいがしていました。それと日なたのにおいも。スポーツやっていたから。干した布団の中にいると、お父さんのにおいがよみがえってきました。

中学から高校にかけてのことなのですが、夕暮れに街のなかを歩いていると、少し先に、四十代ぐらいの、大きなからだの人がスタスタ歩いているんです。「あっ、お父さん?」とドキッとして、ためらいつつ、でもどうしても確かめたくて、人混みのなかを追いかけました。ビルに反射した夕暮れの陽がその人の横顔を照らしだします。すごく似ているのです。思いきってずーっと前まで走っていって、正面から見ました。

ちがう人でした。「いるわけないじゃん。やっぱりな」。このことばを幾度も幾度もつぶやきつつ、カバンを振り回しながら夕暮れの街中から家路についたのを、いまでも覚えています。私の胸の痛い思い出のひとつです。

V

旧家

訪れたのは、春の農村だった。山の頂きに登ってながめれば、田の水がキラキラ輝き、その輝きのなかを道が通り、川が流れ、家屋敷がポツリポツリと点在する。たまに走る車が豆つぶのようだ。里では野良着姿の人々が、手ぬぐいを頭に巻き、その上から帽子をかむり、腰をかがめて働いている。

その風景のなかに、ひときわ大きな家があった。敷地の奥には石づくりの蔵が建ち、農作業小屋がある。コンバイン、トラクターと何台もの農作業の機械が、泥をつけて並んでいる。いまにも、畑や田んぼから、汗を拭き拭き「ああ疲れた、一服しよう」とこの家の若い衆が出てきそうな雰囲気である。

しかしながら、この家に若い衆（働き盛りの夫婦）はいない。二年前の冬にその出来事はおきた。健一君の母、菊江さんは四十九歳、肝臓がん、父の義男さんも四十九歳で自死、そして健一君の叔父（菊江さんの弟）である弘さんは四十五歳で肝臓がんだった。この三人の死は、ほんの三か月あまりのうちにおきた。

若い衆が逝ってからの二年間、残された健一君と祖母のハル子さんのふたりでこの大きな家で暮らしてきた。少し離れた在所（集落）に、菊江さんと弘さんの母であるイトさんが住んでいる。当時、健一君は中学三年生。両方の祖母ふたりは共に七十三歳であった。

この家におじゃました日、祖母のハル子さんと、目の前に広がる田んぼをながめて話していると、バイクに乗った健一君が高校から帰ってきた。照れくさそうな、迷惑そうな顔。どう声をかけていいか、ことばを探すこともできずに時間が過ぎていく。

居間のテレビでは青春ドラマがはじまっていた。私が好きな番組で、つい横で見ている健一君に話しかけてしまう。場面は、白血病の少女が「もうすぐ死んでしまうのよ。死ぬってことは、私のすべてがなくなってしまうことなのよ！」と叫ぶシーンだった。突然「死んでも、魂は残るのさ」と健一君がボソッとつぶやいた。「エッ？　それはどういうこと」と思わず問いかけてしまう。「おっ母《かあ》のとき、そう言われたから……」とのこと。

思春期の少年の語りは口が重く、また過剰な丁寧さと乱雑なことばがごちゃまぜ状態という感じである。それでも、飛び飛びに語ってくれる。そして最後に、大事にしているというノートを見せてくれた。そこには数編の詩が書かれてあった。「風の季節に」と題された詩のなかで呼びかける〝あなた〟ということば。ペンを握る少年の思いが伝わってくるような詩だった。

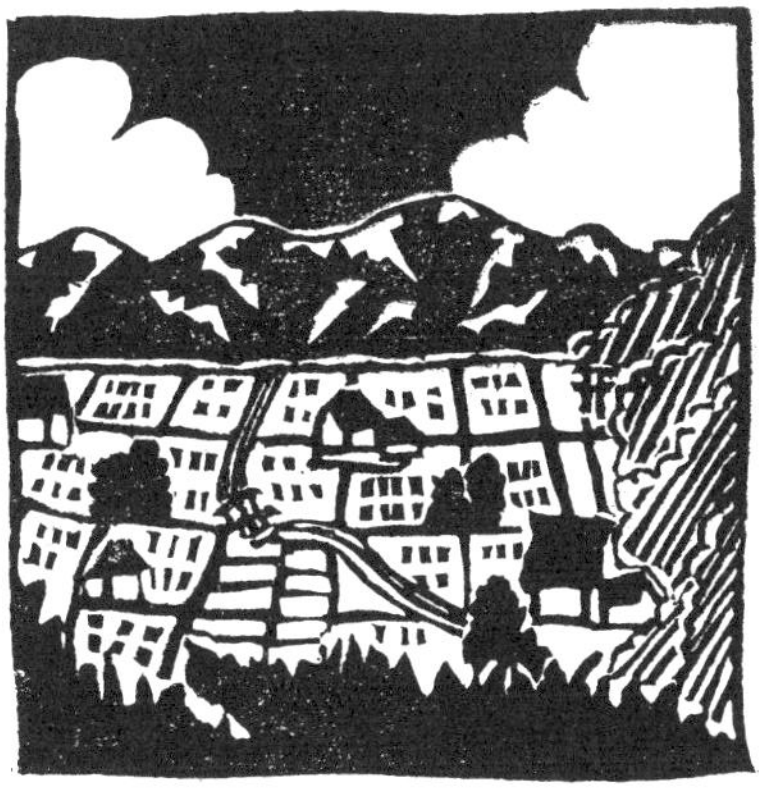

父と母（健一の語り）

おっ母《かあ》の話をするのはやさしい感じだけど、おっ父《とう》はむずかしいですよ。ものすごい汚いことばが俺から出てきますが、それでも、いいですか？

おっ父には「死んでくれ」ってずーっと思ってきましたからね……。こんな話を人にするとお婆《ばあ》が「そんなことを言うものじゃあない」とひどく嫌がるのを知っているけど、ほんとうだからどうしようもないですよ。

おっ母が死んだとき、どう考えていいかわからない俺に「その存在は消えても、お母さんの魂は君のそばにいてくれる」と話してくれた神父さんがいた。アメリカ人だから、英語でチンプンカンプンなんだけど、やたら俺を抱きしめてわめくんだ。横でお姉《ねえ》が「泣いてもいいんだよ」ってさ、と通訳してくれた。おっ母はいつもそばにいる、照れくさいけどね……。はっきり言って、小さいときから、おっ母は好きだったけど、おっ父は嫌いで「死んでくれ」とばかり思ってきた。

なぜだかわかりますか？　酒です。おっ父は酒を飲んでは、グダグダ言いまくるんだ。くっだらないことを何度も何度も……。お婆にからみ、おっ母にからみ……。言っていることはいつもいっしょだった。「もっと亭主の世話をしろ、大事にしろ」「俺をバカにしているのか、どいつもこいつも」とそればっかり。くだらないですよ、まったく。俺には「情けない奴だおまえは。勉強できなくて……」が決まり文句だった。

家には酒は置いてなかったですよ。だから、酒屋へ行って買ってきては隠れて飲む。もともと、気が小さいから隠れて飲むんだ。酔っぱらって大声だして、ものを投げて大騒ぎになることもあった。車をぶつけてみたり……。

まだ俺が小さいときだけど、暴れて警察を呼んだこともあったんだ。そのとき、一一〇番したのが、いちばん上の亜紀姉《ねえ》（十二歳上の姉）だった。その姉《ねえ》が「あのとき高校生だったかな、お父さんが乗せられたパトカーを見送りながら『もう帰ってこないで！』と必死に祈ったわ」と俺に話してくれた。有紀姉（十歳上の姉）も「小さかったからぼんやりした記憶なんだけど、雨の中をお母さんが運転する車で、グルグル田んぼ道をずーっと長く走っていたような気がする。真っ暗な中、車のライトだけが明るかった。あれは、うらさの家の近くの田んぼ道だったのかなー」と話していた。

その亜紀姉も有紀姉も、サッサと進学で都会に出ていった。おっ母の願いは（そしてそれはおっ父の願いでもあったけど）、子どもに教育をつけさせてやることだった。そのために、がむしゃらにハウスで野菜つくって農協に出していた。

お姉たちがいなくなって、おっ父の酒はますますひどくなっていった。暴れるのを見かねて、となりの源さんが止めにやってくる。おっ母の実家のうらさからも伯父ちゃんがやってきて、あまりにひどいので、縄でしばったこともあった。俺はそれを見ていた。

近所でだれひとりおっ父のアル中を知らない人はいなかったですよ。暴れた日の翌朝、俺がどんな気持ちでランドセルを背負ったことか……。恥ずかしくって、学校へ行けないと思った。それでも我慢した。……（「なぜ?」）……おっ母が朝早くから畑にいて、その汗を拭きながら「健一、学校の時間だぞ」と起こしにきたから。お婆が「健坊、牛乳飲むと身長伸びるぞ。さあ飲め」とたくさんの牛乳飲ましてくれたから、俺は学校へ行った。学校へ行くのはおっ父のことでものすごく恥ずかしかったけど、学校へ行ってしまえばイヤじゃあなかった。俺をおもしろがってくれる友達がいたから。「よう健一」って声かけてくれる奴がいたから、そんなことが好きだった。俺はバカだから。……（「どうしてそんなふうに思うの?」）……だって、勉強ができないし、動作がのろい、ハキハキしていない、とみんな言うんだぜ。そいでも、「池ヶ谷はおもしろい」と言ってくれる友達もいるんだ。眼《がん》をつける奴らもいて、それが気になって神経質になると、佐藤君――これは俺の一番の友達なんですけど――「池ヶ谷、気にするな」といつも言ってくれていた。

母の発病

おっ母は、自分がB型肝炎だと知っていた。死んでから見つけたんだけどね。手帳に「B型肝炎」という文字と「肝臓がん」という字が書いてあったし、家にある本（家庭医学書）に赤鉛筆で線が引いてあった。そこは「肝臓がん」のところだった。病気知っていたのに、病院へ行かなくて、近所の医院で「更年期だからからだがだるいんでしょう」とずーっと言われていた。おっ母はいつも畑から帰ってくると、ものすごく疲れている感じだった。おっ父が酒で大変だったから、おっ母は病院へ行くどころではなかったんだ、と俺は思って、ますますおっ父を憎んだ。

でも有紀姉は「それは違う」と言うんだ。「お母さんは、病気をこわがっていたのよ。だから、更年期という診断にすがったの。それ以上の診断を望まなかったから病院を避けた。でも、がんの恐怖はあったから、とにかく健一の大学の学費は積んでおかなくてはと、あんなふうにがむしゃらに働いたのよ。お父さんに愛想をつかしたお母さんの生きがいは、子ども、なかでも末っ子の健一だったからね」と言う。

そのとおりなのかなと思った。おっ父の酔っぱらいに、おっ母はいつも顔をそむけていた。そのぶん俺をかわいがってくれた。するとますます、おっ父の酒はひどくなっていった。

もうからだが我慢できなくて、市の総合病院に行ったとき「なんでこんなにひどくなるまで放っておいたのか」とおっ母は先生に叱られたらしい。すぐに緊急入院と言われているのに、「家には病弱な年寄りと、小さな子どもがいるから入院できない」と断ったんだって。おっ母は小さい子、と言ってるんだけど、そのとき俺は中学三年だったんだよ。それでも、おっ母にとっては、俺は幼子だったんだ。

ほら、肝臓が悪くなると、なにか変になることあるでしょう？……（「肝性脳症かな？」）……うん、それ。そのせいで、おっ母の様子がおかしくなったときがあったらしいんだ。あのさ、夜中にとなりのベッドの患者のところへ行っては「健一、寝冷えするぞ」と布団を何度もかけ直していることがあったんだって。あとで病院の人が教えてくれた。

俺は病気のことは「肝臓がわるい」とだけ聞いていたし、そうか、そのうち退院してくるだろう、と思っていた。だから病院にもほとんど行かなかった。おっ父は毎朝、朝を待ちかねるようにして、病院へ飛んでいくんだ。酒もやめて、めずらしく台所で料理なんかして「食べろ」と言う。もっとも、俺が「まずい」なんて言ったものだから、怒りだして大変だったですけどね。

高校受験のことも気にかかっていたし、「そうだ、おっ母の快復祈願のお守りもらってきてやろう」と思って、バスに乗って寺に出かけていったんだ。寺には、大きな木がたくさんあるのだけどそれらの葉がみんな散って、あたりはシーンとしていた。お賽銭箱の前に立って祈った。そして「快復祈願」と「合格祈願」のふたつのお守りを買ってきて勉強机の上に並べておいたんだ。

そうこうしているうちに、おっ母の容態がわるくなった感じで、姉たちが病院に詰めるようになった。俺はまさか、と思っていたし、学校もあるからいつものように過ごしていたんだ。

あの日の午後、有紀姉が「お母さんが危ないから迎えにきたの！」と駆け込んできた。お婆と車に乗り込んだけど、お守りを持ってくるのを忘れたので、急いで部屋に戻ってお守りをつかんだ。外ではお姉が「健一早く～」と叫んでいた。俺は心の中で叫んでいたんだ。……（「なんて？」）……「おっ母、死ぬな。絶対死ぬな」って。

病院に着いたとき、おっ母の呼吸は止まっていた。おっ母は目を閉じ、手はダラリと横に置かれていた。「健一のこと、最後まで気にしていたよ」とお姉が言った。そっとさわったら手はまだあたたかかった。お婆に言われて、俺はその手を胸のところで組んでやり、その手の中に、あのお守りを入れてやったんだ。

父の自死

おっ母が死に、おっ父は惚けたようになっていた。正月が近づいていたそんなある日、何を思ったのか、突然となりの源さんに応援を頼みにいって、畑のハウスの組み立てをはじめたんだ。家の前がハウス畑なんだけど、「おーい、そっちの固定は大丈夫か?」なんていう声が家の中まで聞こえていた。おっ父はもともと腰がわるかったから、野菜の摘み取りなどは苦手だったけど、力仕事はやっていた。あんときさ、汗を拭き拭き帰ってきたおっ父は、いつになく真剣な表情で「健一、勉強は大事だぞ。しっかり勉強するんだぞ」と言ったんだ。

それから、二日後、おっ父は納屋で首を吊った……。

その日、夜遅くまでみんなでテレビを見ていた。俺は風呂に入った。なにか有紀姉が大声で叫んでいる。「お父さんが出て行った。いま、玄関から出て行ったよー」って。姉は泣き叫びながらうらさに電話した。伯父ちゃんたちが駆けつけてきて、納屋に走ったけど、もうダメだった……。お婆は、腰がぬけてしまって、廊下で毛布にくるまれて震えていた。

俺は思った、「死にやがって……」って。あんなに、菊江がいないぶんもがんばる、なんてみんなに言っていたのに。そうすると、あの二日前のが遺言か? 遺言が勉強しろだなんて、やりきれねえよ。そればっかりだったじゃあねえか! ほかにないのかよ。勝手に死にやがって、ひとりで死にやがって……。涙なんてひとつも出なかったですよ。

おっ父とおっ母は、三冊の預金通帳を残して逝った。俺とお姉たちの分だった。そこにはさ、細かく何十行、何ページにもわたってずーっと数字が並んでいたんだ。その合計、すごい数字だったんだよ。それらはみんな、うらさの伯父ちゃんがあずかってくれている。伯父ちゃんはそれほどでもないけど、もう親戚の奴らや近所中の奴らが、俺の顔を見るたびに「しっかりしろ。池ケ谷の家はおまえが守らなくちゃな。この家は長男のおまえにかかっているんだからな」と説教する。

もううんざりだよ。だいたいお婆や、たまにやってくるお姉たちは、口さえ開けば「お金無駄づかいするんじゃあないよ。これはお父さんとお母さんが、身を削ってあんたに残したものなんだからね。どんな思いだったか忘れるんじゃあないよ」と言うんだ。金がなんだと言うんだ。田んぼや畑がなんなんだ。そんなもん残すより、生きてりゃあよかったじゃあないか。

「近所に恥ずかしくないように……。あいさつもちゃんとして……」。お婆の小言はもう聞きあきたよ。うるせえんだよ。みんな、説教ばかりしてさ。お婆は言わないけど、おっ父の親父、つまり俺のじいちゃんも、アル中で暴れたんだ。お婆はじいちゃんの酒ぐせでいつも蔵の隅に身を隠さなければならないほど追い回され、そして、それが終わったかと思うと、今度は息子だったというわけ……。

こんな土地も、こんな家も、もううんざりだ。田んぼなんか絶対にいやだし、出ていってやっから……。

中学二年のころからかなあ、電車やバスに乗ると人がものすごく俺を見ている（気がする）んだ。学校行っても、目が合うと眼《がん》をつけられる感じがして、避けてばかりいた。バスで人とからだなんか触れるとイヤで飛び上がりそうになった。だから、乗り物に乗れない感じがしていたんだ。ようやくこのごろだよ、それがあまり気にかからなくなったのは。

あのさ、これはあまり言いたくないことなんだけど、じつは俺はおっ父にすごくよく似ているんだ。顔とかそんな外観じゃあなくて、性格とか、その他みんな！　なにか笑っちゃうよね。……（「そのことをどう思うの？」）……えっ、それはむずかしい質問だなあ。どう答えていいかわかんないよ。う〜ん……。「そんなにイヤでもない」ってことだけ伝えておこうかな。

息子と嫁（健一の祖母＝義男の母　ハル子の語り）

孫の健一もようやく、高校三年になった。なんとかこのまま高校を終えてくれれば、といまはそのことだけ願っている。オレがもう少し若かったら、と思わずにはいられない。この歳では、何もできんものなあ。毎日、健一の弁当をつくり、ごはんを食べさせ、洗濯をし、家のことをするので精いっぱい。

「よくやっている。それでいいじゃあないか。のんびりとばあちゃんの好きなことをして……」と親戚の者や上の孫たちは言ってくれるが、そうじゃあないんだ。気楽な余生なんてどこにある？　どこにもないよ。若さがあれば、ヤヤヤとできることも、この歳ではできないんだ。いろいろ決めたり、やったりしなければならないことがある気がして……。

なんというかな、先祖から受け継いだこの土地をもう少し買い足して広げて、オレの生きているあいだに健一のために残してやりたいと思ったりもする。ただ歳をとりすぎていて、それもかなわん感じなんだわ。百姓にとって、土地ほど大事なものはない。土地は命なんだよ。だってそこから、米や野菜を生み出してくれるんだものな。池ヶ谷の家はもともと士族だったけど、殿様から土地をもらいそれを少しずつ広げていった家なんだ。土地のありがたさ、大事さはオレの身に染みついている。

そのことを孫たちに言ってもわからん。二言目には「こんな家なんか、こんな土地なんかなんだというんだ。売ってしまえばいい」と言う。なんと罰当たりな、と思うけど「ああ、それもいいだろう。ただ、それはオレが死んでからにしてくれ」とだけ言っている。

念仏

あのことがおきるまで、幸せな人生だったと思う。この池ヶ谷に嫁いできてから、ただひたすらに働いた。子どもは姑さんが世話してくれており、オレたち若い者はひたすら田んぼだ。秋にはほら、あの作業小屋に米俵がびっしり天井まで埋まったこともあるんだよ。誇らしかったなあ。

お母さん（菊江）は、働き者だった。それが、あんな病気になってしまって、ほんとうに信じられなかった。B型（肝炎）だということだった。そこからがんになったんだそうだ。おしゃれもなにもかまわない感じで、あまり細かいことにもこだわらず、健一を車に乗せてスーパーに出かけては「ほら、なんでも好きなもの取っといで」と甘やかしていたな。

健一は上女の子ふたりのあとに十年ぶりに生まれた男の子だった。生まれたとき仮死状態だったとかで、先生から障害が残るかもしれませんよ、と言われたほどだった。だからこそ、よけいに健一がかわいかっただろうな。

お母さんが死んでからまもなく、義男があんなことになった。それまでも義男は気持ちが落ち込んでいる様子で、オレはハラハラしながら見守っていたんだが……。

それにしても、なんということだろうか。「もう少し、もう少し義男が強くあってくれたなら」と悔しかった。オレの人生のなかで、あんなに悔しかったことはない。義男がいなくなったということをどうしても認めたくなかった。だから一週間というもの、オレは仏前で線香をあげなかった。親戚の者たちが驚いて、「ばあちゃん、供養してやりなよ」としきりと勧めたけど、オレは義男をけっして仏にはしたくなかったんだよ。いまでもふたりの写真は座敷には飾られていない。オレが死んでから飾ってやってくれ、とそっとしまってあるんだ。

子どもに先立たれるなんて、こんなみじめな人生どこにある⁉　若い時分からこれまで一生懸命やってきた。やっとこれから楽をして、と思った矢先に若い者が先立って逝ってしまった。歳をとって弱っていくばかりのオレはどうすればいい？　もうオレを託す人間がいなくなってしまったんだよ。最後になって、こんな目に合わなければならない自分の人生は、みじめで情けなくてしょうがないよ。

若かったら、どんなつらい状況でも生活があるから、そこから日々を切り拓いていける。孫たちを見ていてそう思う。「好きなことすればいいじゃあないか」とまわりは言うけど、気楽な人生なんて思えないんだ。オレが年寄りだからこそ思えないんだ。それを若い人たちにわかってもらえないのがつらいな。

いまできることは、あの世に逝った息子や嫁のために念仏を唱えてやることだと思って、毎朝、般若心経を唱えている。三途の川を渡っても、まだまだつらいことがあの世でもたくさんあるのだそうだ。寺のお坊さんがそう言っていた。だから若い衆のために、この世にいるオレが供養して大事にしてやらなければと思うんだ。霊の本を読んだら、あの世では「みずから命を絶った者」はどの死者よりもいちばん大変な目にあっていると書いてあった。オレにできることは、お経を唱えてなぐさめてやることかな。

跡取り息子

義男はオレの息子だけど、姑さんが手塩にかけて育てた跡取り息子だった。学校のこともすべて姑さんが仕切っていて、オレは母親として義男の学校行事に行ったことすらなかったんだ。若い者は田んぼしていればいい、という風潮だった。実際働くことに忙しかったし……。義男は小さいときから凝り性で、ひとつのものに凝ったら徹底的にやるタイプだったな。父親の血筋かな。カメラやアマチュア無線で、もうたいへんだった。

親の口からいうのもなんだけど、小さいときから成績がものすごくよくて、同級生の仲良しに「いっしょに東京の学校に行こう」と誘われて義男もだいぶ気が動いたようだった。その人は医科大学に入ったんだけど、義男は農家の跡取りだから、断念させたんだ。

義男の葬式に友達が来て、あれこれ話してくれた。「とにかく優秀。友達思いのいい奴だった。ひょうきん者で、おかしなこと言っては皆を笑わせていたよ」と。そうだったのか、とびっくりしたこともあったな。農業が好きでなかったのは知っていた。だから、義男がやろうとする趣味のどんなことにも反対はしなかった。いまでも田んぼに縛ったのはわるかったかな、と悔やむ気持ちもほんとうはあるんだ。でもしかたがなかった……。

人は、この家のいろいろなことを噂する。孫も明からさまに、義男のことやこの家のことを言う。耳をふさぎたい思いなんだ。

オレは仏様（死んだ人）の悪口だけは言うまいと口をつぐんできた。あの世でもまだまだつらい思いをしているんだから、生きているオレが、その心をなぐさめてやりたいと思ってな。毎朝五時に起きて、庭の花を摘み仏壇にそなえている。「一日がはじまるよ。今日も元気にいられるように見守ってくれよ」と念仏を唱えながら義男に語りかけるんだ。

いつもいつも語りかけているんだよ。

百か日（健一の祖母＝菊江の母　イトの語り）

菊江のことを話すのかい？　そうだな、菊江がうれしそうにしていた顔が思い浮かぶな。あれは（菊江の）長女が大学院を出ての結婚式のときだった。式は東京だったから、オレもいっしょにみんなで出かけたんだ。帰りの電車の中でも「安心した。安心した」とほんとうにうれしそうにはしゃいでいた。

それからまもなくだった。「具合いわるくて入院した」と連絡が入った。肝臓がわるい、とのことだった。前からなんとなくからだがだるいと言っていて「医者に行っているんか？」と聞くと、「うん、山田さん（医院）に行っている。更年期だろうって言われて薬もらっている」と話していた。どうしても我慢がならないほどからだがつらくて、町の病院へ行ったら「ひどい肝硬変だ。このままじゃがんになる。すぐ入院したほうがいい」ということだったらしい。

オレがあわてて病院へ見舞いに行ったら、菊江は黄色い顔をしてやつれきった様子で寝ていた。

腹が異様にふくらんでいてそこをさすりながら、「母ちゃん来てくれたの？」と手を出してきたけど、その手もまたむくんでいた。

「うん、これから、毎日病院来てやっからな」と言ったら、「母ちゃん、ごはん用意せないかんのやろ。ハウス忙しくなっているし……」と言うんだ。

「大丈夫だ。茂雄（長男）が、ばあちゃんは菊江のところへ行ってこい、と言うし、和子さん（嫁）がいるし、うらさの家のことは心配しなくていい」と言うと、「うん」と言った。

吐血

それから、毎朝握り飯をつくって、それをもってひとりでバスに乗り、病院へ通ったんだ。昼にそれを食べるんだけど、菊江は病院食がまったく食べられない様子だった。「うらさの田んぼのごはん食べるか？」といって握り飯を分けてやると、少しだけどそれを食べた。

秋に入院して、もう冬の気配がするある日、トイレに行くと言うから、オレが支えていっしょに行ってきた。そこへ看護婦さんが「足を洗いましょう」と言って、お湯の入った大きな洗面器を運んできたんだよね。オレが洗ってやろうと思ってそこに置いてもらったんだ。

まもなく「トイレ」と言って菊江が立ち上がろうとした。おかしいなあ、いま行ってきたばかりなのに……と思って菊江を見上げると、グホッグホッとして上体が揺れている。思わずオラの両手を菊江の口のところへもっていたんだ。その中にブワッと血が吐き出されてきた。横にあった、あの洗面器に手のものをひっくり返し、また口に手をやったら血が吐き出されてきた。みるみる間に、大きな洗面器は真っ赤になった。オレは夢中で「看護婦さーん」と大きな声で呼んでいた。呼びながら、「ああ、菊江はダメなのかもしれない」と心の中で覚悟したんだ。

肝臓がんということは茂雄（長男）から聞いていたし、血を吐いたらもうおしまいだ、とは知っていた。むかしから、からだがむくんで、それで血を吐いてしまったらおしまい、とよく言われていたんだよね。菊江にそのとおりのことがおきて、「ああ、なんてことだ」と、なんともいえない思いだった。

菊江は個室に移された。そして、口から太いチューブが入れられて、おしっこのところも管となった。そのことを本人がとてもつらがって、「抜いて抜いて！」とうわごとのように言うんだ。「池ヶ谷に帰る。家に帰して」ともしきりと訴えていた。

急変の知らせで駆けつけた長女(孫)が、「どうせダメなら、母の最後は家で過ごさせてやりたい」と先生に話しにいったんだけど、「そんなに取り乱してどうするの。あなたの一時的感情で決められないことでしょう」と婦長さんに叱られ、「道中で死亡する可能性があって責任がもてない」と先生からも言われたとのことだった。

婿の義男はオロオロしてしまっているし、茂雄たち、こちらの親戚の者も、とにかく病院にまかせるしかないではないか、ということで、オレもどうしようもないままに時間が過ぎていった。重苦しい時間だった。

菊江はからだのやり場がないのか、しきりと苦しい息のなかから「かあちゃん起こして」と言う。起きあがらせてよい状態ではないので「菊江ごめんよ。かあちゃんは力がなくておまえを起こせないんだよ」と返事するしかなかった。七十三歳になり、腰も曲がっているオレの姿を菊江は知っているから、もうそれ以上は言わなかったな。

闇と死

ある日もまた、病院へ出かけたんだ。孫たちが夜通し付き添っていた。ベッドのところへ行って、菊江って呼びかけたら「母ちゃん、こんな暗い中やってきたのか」って言うんだ。最初なにを言っているのかわからなかった。病室の窓からは、やわらかな冬の日差しが長く尾をひいて病室に入り、その明るい光が、ベッド横の花びんの花を照らしだしていた。そこには（婿が持参した）池ヶ谷の庭に咲いた花々が飾られているのに……。もう花が見えないんだ。

「そうだよー。かあちゃんはおまえに会いたくて、こんなに暗い中を一生懸命やってきたんだよー」と返事した。そして、顔をなで、髪をなでながら「菊江、あんたを池ヶ谷に連れていってやっから」と言ったら、「うん、池ヶ谷に帰るんやな」とうなずいてほんとうにうれしそうにニッコリした。それが最後で、意識がなくなっていった。

もう呼吸も不規則になって、大学生の次女（孫）が中学生の健一とお姑さんを迎えに走った。親類の者にも、長女が連絡をした。そんななか、（婿の）義男は洗濯場で、菊江のタオルなどを洗っていた。

「お父さん、何してるの！　お母さんが死んでしまうかもしれないのよ、お母さんの手を握ってあげて」と長女が言ったのだけど、義男は洗濯場から動こうとはしなかった。動けなかったんだと思う。

葬式の日、親戚の者が「ワシは池ヶ谷の出（親戚）だし、こんなことは言いたくないが、菊江さんが死んだのは、義男、おまえさんにも責任があるぞ！　おまえさんの家の納屋はいつ通りかかっても電気がついていた。夜の十時を過ぎても、菊江さんは黙々と野菜の袋詰めをしていたし、朝はまだ暗いうちから畑に出て、摘んだ野菜を洗って出荷の準備をしていた。この二十年間、ずーっとそれをしていたが、そのときにおまえさんの姿はたったの一度もなかった。農家の主人たる者がそれでよいはずがなかったろうが！」と言いつのったんだ。

それを聞きながら、オレはあまりに菊江がかわいそうで、情けなくてことばがなかった。だけど言ったんだ。「おじさん、人を責めるのはやめてくれ。だれがわるいわけでもないんだ。菊江は病気だったんだから。これが、あれの決められた人生の長さだったんだろうて、オレはそう思っている」と。そうでも思い込まなければやっていけないと思ったんだ。

ここ近年、義男の酒は波があったけど、そのぶん気持ちが不安定で、山田（医院）から安定剤や睡眠薬をもらっていたらしい。菊江の病気でピタッと酒は断っていた。入院中は朝早くから、病院へ出かけては「菊江、早く治ってくれ」を口癖にしていた。菊江が死んでからは、そのふさぎ込み様は尋常ではなく、石川（精神病院）に連れていかなくては、と親戚が相談していた矢先に、自死したんだ。菊江が死んで二週間、まだ遺骨が家にあるのに、葬式をまた出すことになってしまった。

そうこうしているうちに、今度は菊江の弟の弘が具合いがわるくて病院へ入った、という連絡がきたんだ。そういえば菊江の葬儀のとき、ひどくだるい様子で寝ころんでばかりいたなあ、と思い出された。弘はS県に勤めていて家もそちらだったから、たまに子ども三人を連れて、うらさに遊びにくるだけだった。連絡を聞いて、菊江のことがあったせいか妙に胸騒ぎがして、とりあえずS県に向かったんだ。

病院には、(嫁の) 美子さんが付き添っているので、オレは家の留守番役をしていた。病気のことは美子さんが先生から聞いてくるのだけど、なんだかよくわからなかった。美子さんもしろうとだからわからんのも無理ないけど、肝臓がんらしい、と聞いて、そんな馬鹿な、と思った。菊江のこともあり「これはなんとかしなければ」ということで親戚に相談したら、I県にがんの有名な病院があるということだった。

ワラにもすがる思いで、そこの病院に弘をみんなで連れていったんだ。そこの診立てでは「もう手遅れ」ということだった。「家の近くで、家族といっしょのほうがよい」と言う。B型ということも知らされた。ちょうど弘が四十歳のときに交通事故で骨折しているんだけど、そのときから治療をしていれば防ぎようもあったのに、とも言われた。

弘の病状は菊江といっしょだった。オレは留守番をしながら、三人の孫の食事をつくっていた。長男は専門学校の二年生で卒業間近だし、末っ子はまだ中学二年生だけど、じつにしっかりした子どもたちだったから、この家の子は大丈夫だと思っていた。

弘は病気のことは知っているようだった。見舞いに行ったら「かあちゃん。俺は死ねないんだよ。美子に身内はいないからね。子ども三人残してどうして死ねる。死ねないよ。死にたくないよ」と言うんだ。「うん、死ねないな。弘にはやることがあるもんな。弘、がんばれ！」と言ったんだ。

がんばりようがないことを知りつつも、言わずにはいられなかった。オレはどんなときも、歯をくいしばってきた。子どもが先に死んでしまうとはやりきれない思いで気が狂うのかと思うほどだった。がんばれ！　は自分に対する激だったのかもしれない。

いよいよもうだめだ、というときが近づいた。喉が乾くのか、しきりと水を欲しがった。菊江のときと違って、その病院では「何をしてもいいですよ。家族が思うとおりに世話してあげてください」と言ってくれたんだ。弘に水を与えてやれることがほんとうにうれしかった。

もう時間の問題だろうとわかってきた。オレは母親として、病院で見送りたくない、弘の家で布団を敷いて迎えてやりたいと思ったんだ。「家で待っていてやりたい」と希望して、孫に家に送ってもらった。ふと弘にどうしてもスイカを食べさせてやりたくて、病院に戻る孫に少し待ってもらって、スイカをしぼった果汁を「これをお父さんに飲ませてやってくれ」と持たせたんだ。

夏の農作業は腰が曲がって、伸びきらないほどにきつい。子どもらもみんな家の手伝いで村に遊んでいる子なんかおらんかった。弘もよく田んぼの草取りをしてくれた。そんななかで、畑から捥《も》いであぜの水路で冷やしておいた、あま瓜やスイカがなによりのおやつだった。弘はスイカが好きで、よく兄ちゃんや弟と取り合いをしていたものだった。そんな弘だったから、どうしてもスイカを食べさせてやりたかったんだ。

スイカが病院に届いたときには、もう意識はなくて、ただ、ガーゼにスイカをつけてくちびるを湿らせるだけだった、と孫が報告してくれた。それだけでも、オレは満足だった。

弘が逝ったのは、菊江からちょうど百か日目の日のことだった。

その当時、在所の人は「イトばあちゃん、あんたになんと声かけていいかわからんよ」とみんな目を伏せた。「そんなこと言わんと、いままでとおり声かけてや」とオレは頼んだんだ。田んぼも畑もあるこの在所が、オレのなぐさめなんだ。いまでも枕が濡れる。人生にはどうにもならんことがたくさんあるもんな。

あとがき

聴くことの力、語ることの力

聞きとりをはじめた当初、私はテープレコーダを携えて歩いた。が、途中からそれをやめてしまった。物理的に外で会うことが多くなったこともあり、その小さな機械を取り出すことがあまりに不自然で無粋だったからである。なによりも、テープをスタートさせたときの相手のビクッとするような一瞬の緊張、そして、カチャとテープの終了を告げる音がしたときのなんともいえない安堵の表情を私は知っていた。

テープが終わってはじめて、ほっとしたように大事なことが話されたりして、あとでよく苦笑したものだった。大げさにも「この小さな機械はわれわれの大事な関係とこの微妙な時間を壊す」と考えて私はテープを使うことをやめた。

「がんターミナル期を生き、そして逝った人のこと」や「その状況」を話してもらうこと、それはたった一回きりのことであり、この場をのがすともうふたたび聞くことはできない。もしかして、何気ない話のなかに大事なことばが含まれているかもしれない。テープさえ録っておけば、どんな音も拾ってくれるから、再生すれば大事なことばをのがしてしまうことはない。テープさえあれば、聞き手（調査者）の私は安心して、ゆったりと、その人の前にいられるのに。また、テープはデータ証拠にもなるので、調査研究においてそれを放棄することは致命的なことなのかもしれない。

それでも、使うのをやめた。テープに頼りきって、相手の話を油断しながら聞いてしまう（聞きとりを安易に感じてしまう）私の姿が予感できたから。

ノートを出すときも出さないときもあったが、相手のことばはけっしてもらすまい、と私は身をのりだすようにして聞いていた。聞いていると、ふと心にかかることばが相手から出てくるときがある。たとえば、かたい口調で、理路整然と医療の問題点などを指摘していた人が、意識しないまにふっと我が子の幼少の呼び名を口にした瞬間があった。私は「ああ、○○ちゃんと呼ばれていたんですね」と問いかけた。一瞬、きょとんとしたその人の口から、やがてあふれるようにして我が子への思いが語られてきた。まわりの彩りが変わったと思える瞬間だった。

テープレコーダーも何もない。あるのは、五感すべてで「あなたの語りを聞きたい」と表明する私の身ひとつである。

待てよ！　このような瞬間を私はどこかで体験している。どこでだったろうか……

ああそうだ。外来看護婦の私だ。

＊

外来をおとずれてきたTさんの風貌は、一瞬ドキリとするものだった。長身のジーパン姿でカーボーイハット、皮膚の色は暗褐色である。診察室でカーボーイハットを取ったとき、そこに髪の毛はなかった。大量の抗がん剤使用による皮膚色素沈着、Tさんは白血病だった。

一年あまりの入院で化学治療が断続的におこなわれたが、けっきょく寛解に入ることはできなかった。外来に切りかわり、そこでは少量の抗がん剤と輸血がおこなわれていた。寡黙な人だったが、問うと、「家はいいです。好きなもの食べられますから」と言う。付き添ってくる奥さんが美人で、そのことを言うと「はあ、そうなんです」とボソッと答えるものだから、思わず笑ってしまう。

そんなつかの間の外来通院だったが、やがて高熱が出、主治医より再入院が告げられた。入院後、病状があまりよくないことは、外来にも伝わってきた。「見舞いに行こう」。外来の仕事が終わって、私は病棟への階段を登った。そっとため息をついて階段を登った。

個室のドアを開けたとき、こちらにからだを向けてうなだれるようにしてベッドに腰掛けているTさんの姿が目に飛び込んできた。ゆっくりと首をあげたTさんは、目で私をとらえると、ああ、というふうにうなずいた。どお？　と目で問いかけながら近づく私に向かって、うめくように「もう、死にそうだよ」と訴えかけてきた。「うん、死にそうなほどつらいんだね」……

からだの熱さはそれほどでもないけれど、息苦しさに身のおきどころもない感じだ。酸素は流れている。私は「苦しいよね、苦しいよね」と言いながら、ギャッジベッドを上げてみたり、下げてみたり、なにかできることはないかと問いかけていた。白衣を着ている私であるが、悲しいかな、外来看護婦の立場ではできることは何もなかった。カルテから情報を得ていまの状態を推測することも、医師を呼ぶ権限もない。いや、それらをしたとて、もうどうしようもないことは長年の経験で知っていた。この苦しさを共にいること。奥さんとふたりでTさんを見つめていた。

そこに突然医師が入ってきた。胸の湿性音を聴診した医師は、すばやく利尿剤を注入し、痛ましい感情に目を伏せるようにして出ていった。「少し楽になるかな」「楽になるといいね」。

やがて、「水がほしい」とTさんがいう。「うん、おいしい氷にしよう」奥さんと私はいそいそと冷蔵庫をあけた。

口に入れた氷をTさんは、ガリッとかんだ。酸素吸入のポコポコという音と、氷のガリッという音が病室に響く。

私に保育園の迎えの時間が迫っていた。「また明日来るから……」「うん待ってる」。

だが、明日という日はTさんにはなかった。夜半の急変（おそらく脳出血）で、彼岸へ旅立って逝ったのだから。

数日後、検査室へ出かけた私に、「見る?」と言って、顔見知りの検査技師が一枚のプレパラートを顕微鏡に差し込んでくれた。うす紫色に染められた細胞が見えてくる。核が大きくて、その辺縁がぼやけている。なんというきれいさなのだろうか。見とれてため息が出た。これが、Tさんの命を奪った白血病細胞だった。残酷さときれいさが同居するこの細胞を、私はずっと見つめつづけていた。

＊

死という現実の理不尽さは、遺された者（看護者）に、その共にいた時間の意味を失わせてしまう。私の見舞うという行為が、逝った人にとってなんだったのか。あの「死にそうだよ」とこぼれ落ちてきたことばが、何によってもたらされたものだったのか、長年わからないままに私は看護者としての不充足感にあえいでいた。

あれがまさしく「ケアの場面」だったのだ——と気がつくのは、私自身が、この聞きとりをはじめてからのことである。

人間としてのひたむきな真っすぐな関心をその人によせるとき、その照り返しのように、ことばがこぼれ落ちてくる。そのこぼれたことばがふたたび、ほわっとすくい取られるとき、「安堵」の感情があたたかくゆっくりひろがっていくのだ。病んで苦しいからこそ、人のまなざしに飢えるし、添えられる手のあたたかさがありがたい。

看護者は排泄や清潔など、人間のもっとも生理的な部分の世話をしていく。撫で・さすりの体温のぬくもりでケアをしていく。その人の傍らにふっと佇むことに長けている。だが、その持っている技の意味を自覚することには、まったく不器用だ。

あの病室での私には、なんの情報源も、使う器械もなかった。もちろん白衣のポケットに聴診器は入っていたが、それを使うことにはためらいがあった。何もない、何もできない状況！

——待って。ほんとうに何もなかったのか？

いや、そうではない。全身で苦しさを訴える人の前にいて、五感すべてで「あなたの苦しさを理解したい」と表明する私の身ひとつが確かにそこにはあった。

身ひとつの意味。真っすぐでひたむきな関心を寄せること。ケアとはこのことをいうのではないだろうか。

テープレコーダーも何も持たず、その人の語りをひたすらに聞く。こぼれ落ちてくることばを大事にひろい集めるのが私の役目だ。語るあなた、聞く私。伝わってくることばを反芻しながら、問いかける私、答えるあなた。ことばが互いのからだにしみわたり、そして、私から出てきた記述、それは物語となっていた。語り手と聞き手の私たちが為そうとしたのは、過去の出来事の忠実な写しではない。出来事にその人なりの意味が付加され、それを解釈する私の主観が加わった、ある種の物語なのだった。聴き手の私が記述したものが語り手のその人に戻り、再び、あのことの意味を問う作業がはじまる。

私は、こんなかかわりをとおしてその人をケアしていたのかもしれない。同時にその人は、語るなかで、あらためて逝った人のことを愛おしく思い、渦中にいた自分たちのとらえなおしをしていた。そのなかで、これまで気づかなかったさまざまなことを見いだしてきていた。自分たちも知らなかった家族の発見である。その人は、語ることで家族を再発見し、慰められ、癒されていたようだった。

家族の肖像――家族は闘っているのか

がんターミナル期にある人やその家族の様子をあらわすときに、よく「闘い」ということばが使われる。闘う人、闘病の記、闘いの軌跡などである。不条理な現実に立ち向かうには、大きなエネルギーが必要である。みずからを鼓舞するように、また分散するものを凝集させる意味で、このことばは使われるのかもしれない。そのことばが使われる世界、そこにはいつも切迫した緊張感と悲壮感がただよう。

私が臨床のなかで見てきた、極限状況の家族もそんな姿だった。

ある日の深夜帯、突然うおーっという声とともにクリーンルームから飛び出してきた人がいた。なにかに憑かれたように廊下を歩き出す。驚いた私は「どうしたんですか。部屋に戻ってください」と追いかける。口に含んでいた局所麻酔ゼリーと唾液をダラダラと流しながらその人は進んでいく。腕をとって制止しようとしたその瞬間、「もう、この人の好きにさせてやってください！　もう止めないでください！　ただ歩きたいだけなのですから」という哀願の叫びが発せられた。その人の妻からだった。ガウンの肩のひもがほどけ、足下のスリッパは片足だけである。……私は身をひいた。そして……夫と共に歩く妻の足元にそっとスリッパを置いた。

すさまじい化学治療に耐えてきた人だったけれど、もうどの薬にも反応しない病状だった。妻は夜中も滅菌ガウンにマスク姿でパイプ椅子に腰掛け、傍らに付き添っていた。

*

聞きとりの当初、私は当然、家族の口からこうした「闘い」の過程が出てくるものと思っていた。やがて、確かにその情景は語られてくるのだけれど、どうもそれだけではない、という気がしきりとしてきた。「雑としたもの」「暮らしの綾」が何本にも交叉した日常や文化や風土があって、その大きな枠の中に「闘い」の要素も含んだ、家族の姿が入っているようなのだ。

ある地方に行ったときだった。我が子を亡くした老いた親は「さかさをみることになってしまった」という表現で自分の人生の出来事を嘆いた。「逆縁」の意味である。

その土地では我が子を喪った人をさして「さかさった人（逆縁を体験した人）」といたわりをこめた音調で呼んだ。本来あるまじき、たいへんな不幸に遭遇した人として、いたわりと哀れみを帯びたまなざしを、風土としてつくりあげていた。

一方で「逆縁」が宗教語のせいもあるのだろうが、「さかさった人」と声をひそめて噂するとき、そこには「本来の道からはずれてしまった人」「親不孝に出会った人」という意味合いが含まれていた。ちょうど「病気」が「穢れ＝ケガレ」や「罪障感」の文脈で語られることがあるように。

家族は語られることばの文脈に敏感になる。がんの子どもと家族を支援するソーシャルワーカーの友人は、「闘うと言ったほうが、子どもを亡くした親には安堵できる面があるのでしょうね。子どもも親も責められない、という安堵なんだけど」と話す。日本文化の「逆縁」は、人々にさまざまな文脈解釈を生みだす。文化は人々にときにレッテルを貼るし、また、そのひと言で、まわりがどう支えるべきかの対処法を端的に教える。

そんな複雑さに比べ「闘い」はなんて直情的なのだろう。闘う家族、はとてもわかりやすい。けれど、闘わない、あるいは闘えない家族がいた場合、どのようにとらえたらよいのだろう。臨床での家族のとらえの戸惑いはそのあたりに起因しているのではないだろうか。

＊

がんターミナル期の家族――私もそんな家族のひとりだった。三年前、父はたいへんな苦悩のなかで逝った。「かわいそうなことをしてしまった」――私の悔いはこのひとことに尽きた。悔いて悔いて、くちびるを噛みしめるばかりだった。初七日。「〝お悔やみ〟の意味を知っている？　悔やんでいいってこと。悔やむことが供養だ、という意味」と私に話してくれた人がいた。えっ、そのことがあたりまえ、悔やむことがあたりまえなのか、許されるのか。私は救われる思いのなかで「お悔やみ」を生み出した日本文化の豊穣さに感謝した。

死の恐怖に苦悩した父。手術後の小康状態のなかで、「毎日なに考えてる？」と問いかけたことがあった。そのとき「おまえもこんなふうに働いているのかな、と毎日見てるよ」と笑った。病気知らずの父はそれまで、娘の職業名は知っていても看護婦の仕事を知らなかった。娘煩悩のこの人は、白衣の人の姿に（遠く離れて暮らす）娘をだぶらせて心なごませていたようだった。ふたりで、病室の窓からながめた日本海は早春の海だった。

――この風景をふっと思い出せる日がきた。ああ、私はこんなふうにして、父の死の悔やみと「折り合い」をつけていくのかな、と思った。「受容」ではけっしてない。

折り合いをつけていく自分を感じたとき、父の死は私の中で丸くなった。

◉謝辞

筆をおくにあたり、多くの方に感謝を申し上げたいと思います。この本の底流には「共にいる」という関係性と、「支えられる私」の姿があります。

聞きとりをさせていただいた家族の方々とは、追憶の時間を共にしてきました。不躾な私の問いに対しても「他の人たちの役にたつならば」と、あえてつらい内容にもこたえてくださり、その内容を公表することに同意をいただきました。「豊かな時間」と「濃い語り」をいただいたことに心からお礼申し上げます。

また、今回の幾人かのご家族は、「青空の会」（遺族会）の中野貞彦さんや、（財）「がんの子供を守る会」の近藤博子さんにご紹介をいただきました。お世話になりました。

この本のうち十編の物語は『看護学雑誌』に掲載されたものです。二年前のことですが、ある日、医学書院編集部の関山義之、北原拓也のおふたりが、勤め先のある武蔵境を訪ねてこられました。関山さんは、しろうとゆえに文章を書くことにおじけづく私にむかって、出版されたばかりの

『ライフサポート』（日本看護協会出版会）を引き合いに出しながら、「看護に織り込まれた微細なもの、綾として織られている一本一本のものの意味を、看護婦自身が書いていかなければね」とひたむきな熱心さで語られたのでした。

一九九九年の十二月、突然、その関山さんの訃報が届きました。驚愕でした。……関山さんは二年前のあの日の帰り、古びた駅舎のホームで、「胃がんなんだよ」と同行した北原さんにつぶやかれたそうです。関山さんに背中を押され、北原さんに文章を見守られるかたちで、雑誌の連載はつづきました。関山さんへの心からの哀悼の意と、感謝を申し上げたいと思います。

それから、私を支えたもう一方に、家族福祉の研究会の仲間がいます。尾崎新教授（現・立教大学）を囲んだ仲間たちで、一風変わっている、といわれている集団です。いっしょに激しい議論をし、夢を語りあいながら、やってきました。あたたかなフォローに感謝します。

私はいつも不思議に思っていました。どの本を見ても、編集者への謝辞があっけないくらいにさりげないのです。今回つくづく知りました。自分が支えられてきたという深い感情のなかでは、もうこのことばしか出てこないのだということを。医学書院の白石正明さん、ほんとうにありがとう。

二〇〇一年一月

柳原清子

著者紹介

柳原清子（やなぎはら・きよこ）
1954年生まれ．1976年金沢大学医療技術短期大学部(看護)卒業．1980年明治学院大学社会学部(社会福祉)卒業．1996年日本社会事業大学大学院修士課程(社会福祉研究科)終了．
総合病院における臨床看護(在宅看護含む)を経験の後，日本赤十字武蔵野短期大学，新潟青陵大学，新潟大学，東海大学を経て，現在，金沢大学保健学類看護学専攻准教授．
▶今後の抱負…「“現場”ということばの響きにひかれています．見ているようで実は見えていない，そんな現場のリアリティを表現できたらいいなあ」
▶主な著書…『生きた看護計画の展開』共著・中央法規出版，『訪問看護ステーション臨地実習マニュアル』共著・医学書院，『「ゆらぐ」ことのできる力』『「現場」のちから』共著・誠信書房，『予後不良な子どもの看護』共著・メヂカルフレンド社，『高齢者の在宅ターミナルケア』共著・御茶の水書房，『渡辺式家族アセスメント／支援モデルによる 困った場面課題解決シート』共著・医学書院．

シリーズ
ケアをひらく

あなたの知らない「家族」——遺された者の口からこぼれ落ちる13の物語

発行————2001年 3 月15日　第1版第1刷©
　　　　　2019年12月 1 日　第1版第10刷

著者————柳原清子

発行者———株式会社　医学書院
　　　　　代表取締役　金原　俊
　　　　　〒113-8719　東京都文京区本郷1-28-23
　　　　　電話 03-3817-5600（社内案内）

装幀————松田行正

印刷・製本—三美印刷

ISBN 978-4-260-33118-0

本シリーズでは、「科学性」「専門性」「主体性」といったことばだけでは語りきれない地点から《ケア》の世界を探ります。

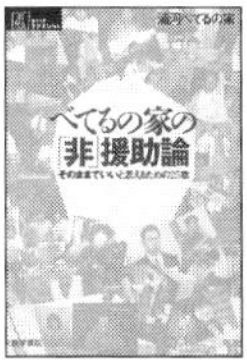

べてるの家の「非」援助論：そのままでいいと思えるための25章●浦河べてるの家●2000円●それで順調！———「幻覚＆妄想大会」「偏見・差別歓迎集会」という珍妙なイベント。「諦めが肝心」「安心してサボれる会社づくり」という脱力系キャッチフレーズ群。それでいて年商1億円、年間見学者2000人。医療福祉領域を超えて圧倒的な注目を浴びる〈べてるの家〉の、右肩下がりの援助論！

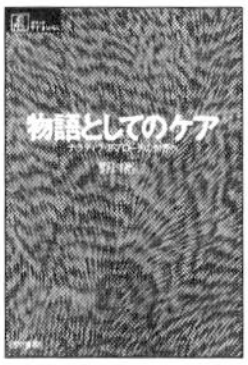

物語としてのケア：ナラティヴ・アプローチの世界へ●野口裕二●2200円●「ナラティヴ」の時代へ———「語り」「物語」を意味するナラティヴ。人文科学領域で衝撃を与えつづけているこの言葉は、ついに臨床の風景さえ一変させた。「精神論 vs. 技術論」「主観主義 vs. 客観主義」「ケア vs. キュア」という二項対立の呪縛を超えて、臨床の物語論的転回はどこまで行くのか。

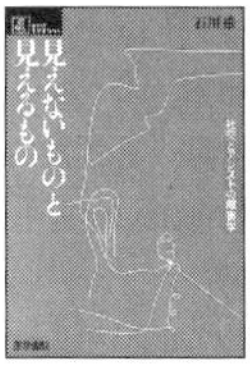

見えないものと見えるもの：社交とアシストの障害学●石川准●2000円●だから障害学はおもしろい———自由と配慮がなければ生きられない。社交とアシストがなければつながらない。社会学者にしてプログラマ、全知にして全盲、強気にして気弱、感情的な合理主義者……〝いつも二つある〟著者が冷静と情熱のあいだで書き下ろした、つながるための障害学。

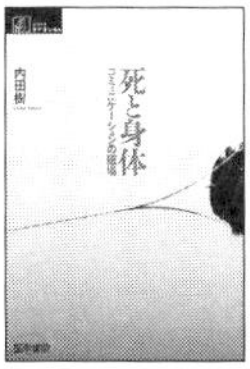

死と身体：コミュニケーションの磁場●内田 樹●2000円●人間は、死んだ者とも語り合うことができる———〈ことば〉の通じない世界にある「死」と「身体」こそが、人をコミュニケーションへと駆り立てる。なんという腑に落ちる逆説！「誰もが感じていて、誰も言わなかったことを、誰にでもわかるように語る」著者の、教科書には絶対に出ていないコミュニケーション論。読んだ後、猫にもあいさつしたくなります。

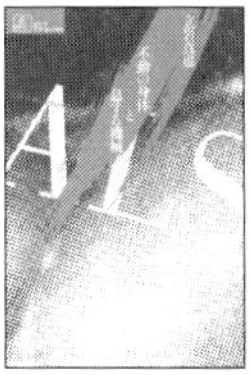

ALS 不動の身体と息する機械●立岩真也●2800円●それでも生きたほうがよい、となぜ言えるのか———ALS当事者の語りを渉猟し、「生きろと言えない生命倫理」の浅薄さを徹底的に暴き出す。人工呼吸器と人がいれば生きることができると言う本。「質のわるい生」に代わるべきは「質のよい生」であって「美しい死」ではない、という当たり前のことに気づく本。

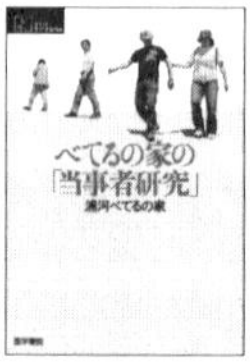

べてるの家の「当事者研究」●浦河べてるの家●2000円●研究？ ワクワクするなあ――べてるの家で「研究」がはじまった。心の中を見つめたり、反省したり……なんてやつじゃない。どうにもならない自分を、他人事のように考えてみる。仲間と一緒に笑いながら眺めてみる。やればやるほど元気になってくる、不思議な研究。合い言葉は「自分自身で、共に」。そして「無反省でいこう！」

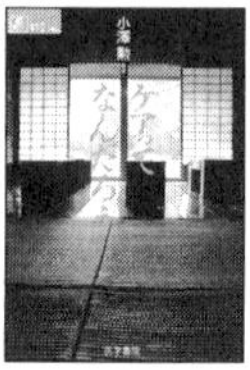

ケアってなんだろう●小澤勲編著●2000円●「技術としてのやさしさ」を探る七人との対話――「ケアの境界」にいる専門家、作家、若手研究者らが、精神科医・小澤勲氏に「ケアってなんだ？」と迫り聴く。「ほんのいっときでも憩える椅子を差し出す」のがケアだと言い切れる人の《強さとやさしさ》はどこから来るのか――。感情労働が知的労働に変換されるスリリングな一瞬！

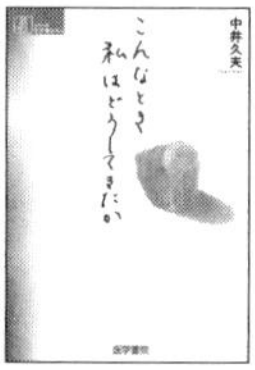

こんなとき私はどうしてきたか●中井久夫●2000円●「希望を失わない」とはどういうことか――はじめて患者さんと出会ったとき、暴力をふるわれそうになったとき、退院が近づいてきたとき、私はどんな言葉をかけ、どう振る舞ってきたか。当代きっての臨床家であり達意の文章家として知られる著者渾身の一冊。ここまで具体的で美しいアドバイスが、かつてあっただろうか。

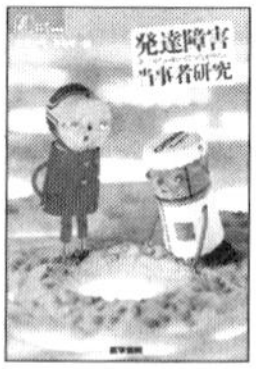

発達障害当事者研究：ゆっくりていねいにつながりたい●綾屋紗月＋熊谷晋一郎●2000円●あふれる刺激、ほどける私――なぜ空腹がわからないのか、なぜ看板が話しかけてくるのか。外部からは「感覚過敏」「こだわりが強い」としか見えない発達障害の世界を、アスペルガー症候群当事者が、脳性まひの共著者と探る。「過剰」の苦しみは身体に来ることを発見した画期的研究！

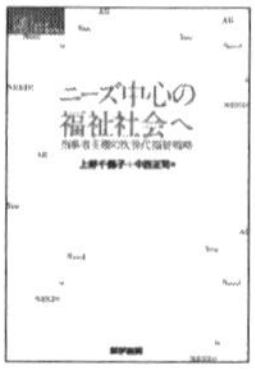

ニーズ中心の福祉社会へ：当事者主権の次世代福祉戦略●上野千鶴子＋中西正司編●2100円●社会改革のためのデザイン！ ビジョン!! アクション!!!――「こうあってほしい」という構想力をもったとき、人はニーズを知り、当事者になる。「当事者ニーズ」をキーワードに、研究者とアクティビストたちが「ニーズ中心の福祉社会」への具体的シナリオを提示する。

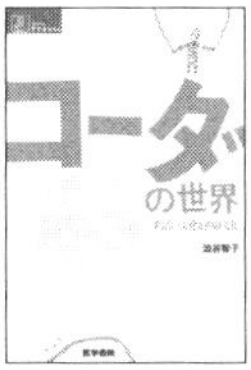

コーダの世界：手話の文化と声の文化●澁谷智子● 2000円●生まれながらのバイリンガル?———コーダとは聞こえない親をもつ聞こえる子どもたち。「ろう文化」と「聴文化」のハイブリッドである彼らの日常は驚きに満ちている。親が振り向いてから泣く赤ちゃん？ じっと見つめすぎて誤解される若い女性？ 手話が「言語」であり「文化」であると心から納得できる刮目のコミュニケーション論。

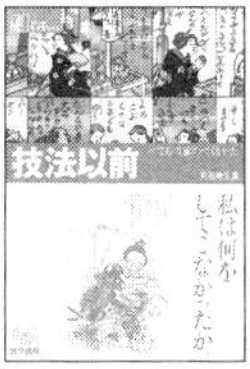

技法以前：べてるの家のつくりかた●向谷地生良● 2000円●私は何をしてこなかったか———「幻覚&妄想大会」をはじめとする掟破りのイベントはどんな思考回路から生まれたのか？ べてるの家のような〝場〟をつくるには、専門家はどう振る舞えばよいのか？ 「当事者の時代」に専門家にできることを明らかにした、かつてない実践的「非」援助論。べてるの家スタッフ用「虎の巻」、大公開！

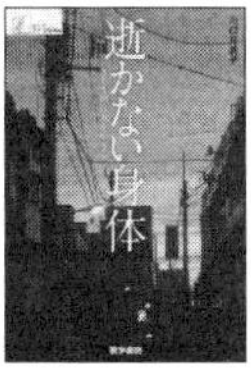

逝かない身体：ALS的日常を生きる●川口有美子● 2000円●即物的に、植物的に——言葉と動きを封じられたALS患者の意思は、身体から探るしかない。ロックトイン・シンドロームを経て亡くなった著者の母を支えたのは、「同情より人工呼吸器」「傾聴より身体の微調整」という究極の身体ケアだった。重力に抗して生き続けた母の「植物的な生」を身体ごと肯定した圧倒的記録。

第41回大宅壮一ノンフィクション賞受賞作

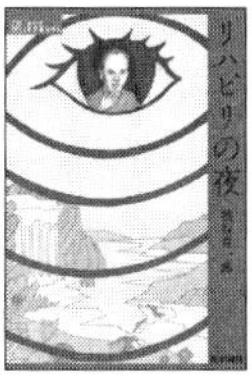

リハビリの夜●熊谷晋一郎● 2000円●痛いのは困る——現役の小児科医にして脳性まひ当事者である著者は、《他者》や《モノ》との身体接触をたよりに、「官能的」にみずからの運動をつくりあげてきた。少年期のリハビリキャンプにおける過酷で耽美な体験、初めて電動車いすに乗ったときの時間と空間が立ち上がるめくるめく感覚などを、全身全霊で語り尽くした驚愕の書。

第9回新潮ドキュメント賞受賞作

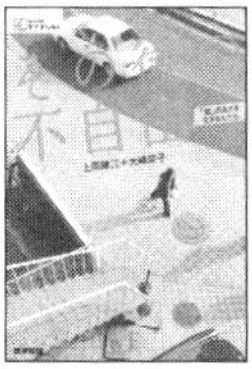

その後の不自由●上岡陽江＋大嶋栄子● 2000円●〝ちょっと寂しい〟がちょうどいい——トラウマティックな事件があった後も、専門家がやって来て去っていった後も、当事者たちの生は続く。しかし彼らはなぜ「日常」そのものにつまずいてしまうのか。なぜ援助者を振り回してしまうのか。そんな「不思議な人たち」の生態を、薬物依存の当事者が身を削って書き記した当事者研究の最前線！

第2回日本医学ジャーナリスト協会賞受賞作

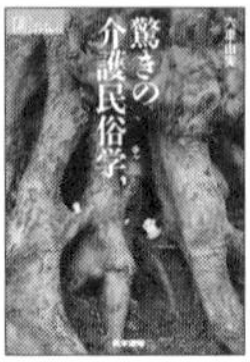

驚きの介護民俗学●六車由実●2000円●語りの森へ——気鋭の民俗学者は、あるとき大学をやめ、老人ホームで働きはじめる。そこで流しのバイオリン弾き、蚕の鑑別嬢、郵便局の電話交換手ら、「忘れられた日本人」たちの語りに身を委ねていると、やがて新しい世界が開けてきた……。「事実を聞く」という行為がなぜ人を力づけるのか。聞き書きの圧倒的な可能性を活写し、高齢者ケアを革新する。

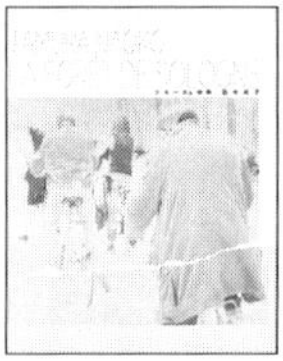

ソローニュの森●田村尚子●2600円●ケアの感触、曖昧な日常——思想家ガタリが終生関ったことで知られるラ・ボルド精神病院。一人の日本人女性の震える眼が掬い取ったのは、「フランスのべてるの家」ともいうべき、患者とスタッフの間を流れる緩やかな時間だった。ルポやドキュメンタリーとは一線を画した、ページをめくるたびに深呼吸ができる写真とエッセイ。B5変型版。

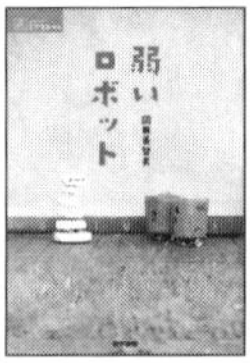

弱いロボット●岡田美智男●2000円●とりあえずの一歩を支えるために——挨拶をしたり、おしゃべりをしたり、散歩をしたり。そんな「なにげない行為」ができるロボットは作れるか？　この難題に著者は、ちょっと無責任で他力本願なロボットを提案する。日常生活動作を規定している「賭けと受け」の関係を明るみに出し、ケアをすることの意味を深いところで肯定してくれる異色作！

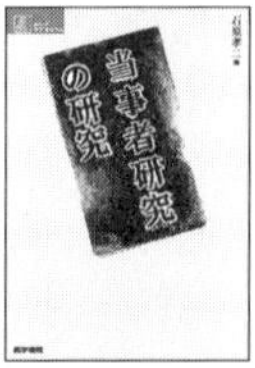

当事者研究の研究●石原孝二編●2000円●で、当事者研究って何だ?——専門職・研究者の間でも一般名称として使われるようになってきた当事者研究。それは、客観性を装った「科学研究」とも違うし、切々たる「自分語り」とも違うし、勇ましい「運動」とも違う。本書は哲学や教育学、あるいは科学論と交差させながら、“自分の問題を他人事のように扱う”当事者研究の圧倒的な感染力の秘密を探る。

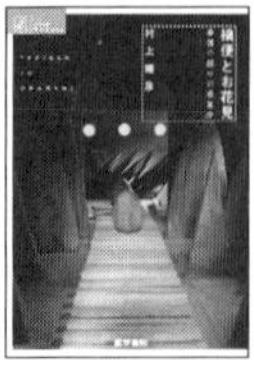

摘便とお花見：看護の語りの現象学●村上靖彦●2000円●とるにたらない日常を、看護師はなぜ目に焼き付けようとするのか——看護という「人間の可能性の限界」を拡張する営みに吸い寄せられた気鋭の現象学者は、共感あふれるインタビューと冷徹な分析によって、その不思議な時間構造をあぶり出した。巻末には圧倒的なインタビュー論を付す。看護行為の言語化に資する驚愕の一冊。

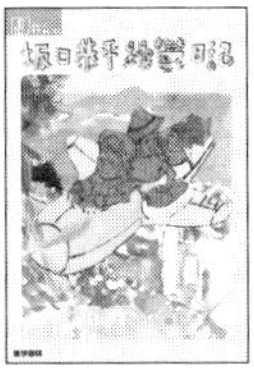

坂口恭平躁鬱日記●坂口恭平●1800円●僕は治ることを諦めて、「坂口恭平」を操縦することにした。家族とともに。——マスコミを席巻するきらびやかな才能の奔出は、「躁」のなせる業でもある。「鬱」期には強固な自殺願望に苛まれ外出もおぼつかない。この病に悩まされてきた著者は、あるとき「治療から操縦へ」という方針に転換した。その成果やいかに！　涙と笑いと感動の当事者研究。

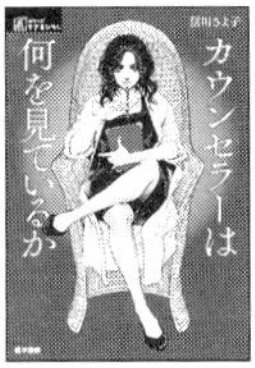

カウンセラーは何を見ているか●信田さよ子●2000円●傾聴？ ふっ。——「聞く力」はもちろん大切。しかしプロなら、あたかも素人のように好奇心を全開にして、相手を見る。そうでなければ〈強制〉と〈自己選択〉を両立させることはできない。若き日の精神科病院体験を経て、開業カウンセラーの第一人者になった著者が、「見て、聞いて、引き受けて、踏み込む」ノウハウを一挙公開！

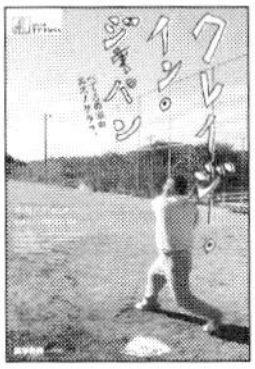

クレイジー・イン・ジャパン：べてるの家のエスノグラフィ●中村かれん●2200円●日本の端の、世界の真ん中。——インドネシアで生まれ、オーストラリアで育ち、イェール大学で教える医療人類学者が、べてるの家に辿り着いた。7か月以上にも及ぶ住み込み。10年近くにわたって断続的に行われたフィールドワーク。べてるの「感動」と「変貌」を、かつてない文脈で発見した傑作エスノグラフィ。付録DVD「Bethel」は必見の名作！

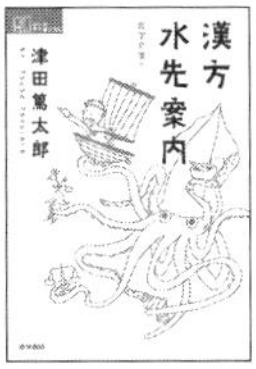

漢方水先案内：医学の東へ●津田篤太郎●2000円●漢方ならなんとかなるんじゃないか？—— 原因がはっきりせず成果もあがらない「ベタなぎ漂流」に追い込まれたらどうするか。病気に対抗する生体のパターンは決まっているならば、「生体をアシスト」という方法があるじゃないか！　万策尽きた最先端の臨床医がたどり着いたのは、キュアとケアの合流地点だった。それが漢方。

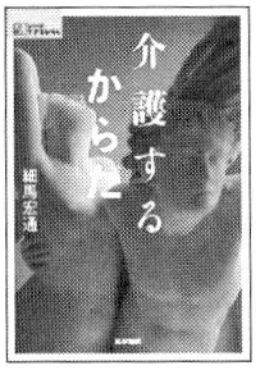

介護するからだ●細馬宏通●2000円●あの人はなぜ「できる」のか？—— 目利きで知られる人間行動学者が、ベテランワーカーの神対応をビデオで分析してみると……、そこには言語以前に〝かしこい身体〟があった！　ケアの現場が、ありえないほど複雑な相互作用の場であることが分かる「驚き」と「発見」の書。マニュアルがなぜ現場で役に立たないのか、そしてどうすればうまく行くのかがよーく分かります。

第 16 回小林秀雄賞
受賞作
紀伊國屋じんぶん大賞
2018 受賞作

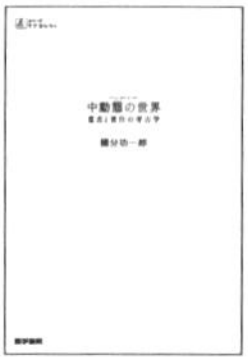

中動態の世界：意志と責任の考古学●國分功一郎●2000円●「する」と「される」の外側へ——強制はないが自発的でもなく、自発的ではないが同意している。こうした事態はなぜ言葉にしにくいのか？ なぜそれが「曖昧」にしか感じられないのか？ 語る言葉がないからか？ それ以前に、私たちの思考を条件付けている「文法」の問題なのか？ ケア論にかつてないパースペクティヴを切り開く画期的論考！

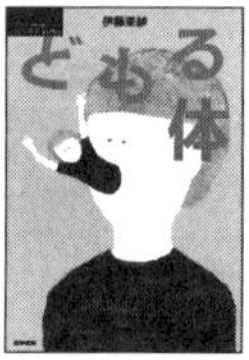

どもる体●伊藤亜紗●2000円●しゃべれるほうが、変。——話そうとすると最初の言葉を繰り返してしまう（＝連発という名のバグ）。それを避けようとすると言葉自体が出なくなる（＝難発という名のフリーズ）。吃音とは、言葉が肉体に拒否されている状態だ。しかし、なぜ歌っているときにはどもらないのか？ 徹底した観察とインタビューで吃音という「謎」に迫った、誰も見たことのない身体論！

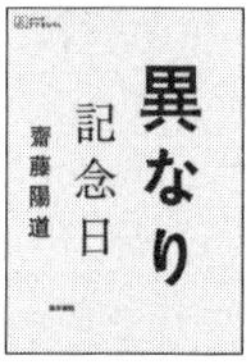

異なり記念日●齋藤陽道●2000円●手と目で「看る」とはどういうことか——「聞こえる家族」に生まれたろう者の僕と、「ろう家族」に生まれたろう者の妻。ふたりの間に、聞こえる子どもがやってきた。身体と文化を異にする3人は、言葉の前にまなざしを交わし、慰めの前に手触りを送る。見る、聞く、話す、触れることの〈歓び〉とともに。ケアが発生する現場からの感動的な実況報告。

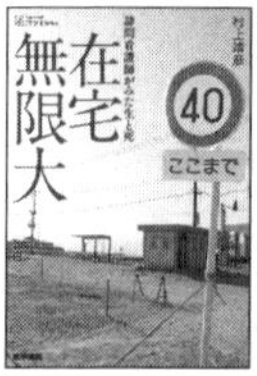

在宅無限大：訪問看護師がみた生と死●村上靖彦●2000円●「普通に死ぬ」を再発明する——病院によって大きく変えられた「死」は、いま再びその姿を変えている。先端医療が組み込まれた「家」という未曾有の環境のなかで、訪問看護師たちが地道に「再発明」したものなのだ。著者は並外れた知的肺活量で、訪問看護師の語りを生け捕りにし、看護が本来持っているポテンシャルを言語化する。

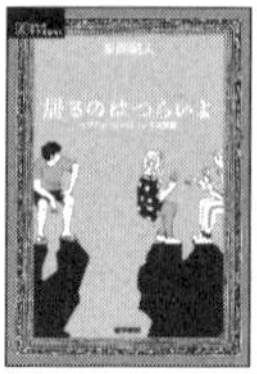

居るのはつらいよ：ケアとセラピーについての覚書●東畑開人●「ただ居るだけ」vs.「それでいいのか」——京大出の心理学ハカセは悪戦苦闘の職探しの末、沖縄の精神科デイケア施設に職を得た。しかし勇躍飛び込んだそこは、あらゆる価値が反転する「ふしぎの国」だった。ケアとセラピーの価値について究極まで考え抜かれた、涙あり笑いあり出血（！）ありの大感動スペクタル学術書！